Sous Vide Kokaraamat 2023

Täiuslikud Maitseelamused Köögis

Andrus Puusepp

Indeks

Kanapuljong 10
Sibul Pomodoro kaste 11
tšillipüree 12
jalapeno maitseaine 13
puljong 15
Basiiliku küüslaugukoorija 17
Mee ja sibula palsamikaste 18
Tomati kaste 19
mereandide puljong 20
Kalasupp 21
Sinepi-sparglikaste 22
juurvilja varu 24
Tabasco juust Küüslauk Edamame 26
Herby hernepüree 27
Ahjukartulipüree salveiiga 29
Võine spargel tüümiani ja juustuga 31
Maitsev pastinaak meeglasuuriga 32
Tomati-toorjuustuvõileib 33
Peedisalat india pähkli ja toorjuustuga 35
Juustupaprika lillkapsaga 37
Sügiskõrvitsa kreemsupp 39
Selleri- ja porrukartulisupp 41
Sidrunikapsa salat jõhvikatega 43
Tsitrusmaisi tomatikastmega 44

Ingver Tamari rooskapsas seesamiga 46

Peedi salat 48

Roheline küüslauk piparmündiga 50

Rooskapsas valges veinis 52

Peedi ja kitsejuustu salat 53

Lillkapsa brokolisupp 55

Või herned piparmündiga 57

Rooskapsas magusas siirupis 58

Redis ürdijuustuga 60

balsamico hautatud kapsas 61

pošeeritud tomatid 62

Ratatouille 63

Tomatisupp 65

Röstitud punapeet 67

Baklažaani lasanje 68

Seenesupp 70

Taimetoitlane parmesani risotto 72

Roheline supp 73

Köögiviljade segusupp 75

Suitsutatud paprika Wontons 77

Kinoa ja selleri misoroog 79

Redise ja basiiliku salat 81

tšilli segu 82

Kinoa kurkum koriander 83

Oregano valged oad 84

Kartuli ja datli salat 85

paprikaterad 87

Köögiviljade viinamarjade segu 88
Kauss kikerhernestest ja piparmündiseentest 89
köögivilja caponata 91
Praetud Šveitsi mangold sidruniga 92
Juurviljapüree 93
Kapsas ja pipar tomatikastmes 94
Läätse-tomatiroog sinepiga 95
Paprika riisipilaf rosinatega 96
jogurti supp 97
võine suvikõrvits 99
Ingveri chutney karri ja nektariiniga 100
Russet Potato Confit rosmariiniga 102
Pirnikarri ja kookoskreem 103
Pehme brokolipüree 104
Maitsev kuupäev ja Mango Chutney 105
Mandariini ja roheliste ubade salat pähklitega 107
Rohelise herne kreem muskaatpähkliga 108
Lihtne brokkolipüree 109
Brokkolisupp punase pipraga 110
Miso maisi vürtspipar seesami ja meega 112
Kreemjas Gnocchi hernestega 114
Mesi ja rukola salat 115
Krabi sidrunivõikastmega 117
Northern Speedy Salmon 118
Maitsev forell sinepi ja tamari kastmega 119
Seesami tuunikala ingveri kastmega 120
Taevalikud sidruni-küüslaugukrabirullid 122

Söestunud kaheksajalg, maitsestatud sidrunikastmega............ 124
Kreooli krevetivardad.. 126
Krevetid vürtsika kastmega.. 128
Paltus šalottsibula ja estragoniga.. 129
Tursk ürdivõi ja sidruniga... 131
Rühmitaja koos Beurre Nantaisega.. 133
tuunikala helbed 135
võised kammkarbid 136
piparmünt sardiinid 137
Kuldne valge veiniga 138
Lõhe ja lehtkapsa salat avokaadoga 139
Lõhe ingveriga 141
Rannakarbid värskes sidrunimahlas 142
Ürdiga marineeritud tuunikala pihvid 143
Krabipihvid 145
pipra tee 147
Marineeritud sägafileed 149
Krevettide salsa sidruniga.. 151
Sous Vide hiidlest 152
Sidrunivõi tald 154
Tursahautis basiilikuga 155
Lihtne Tilapia 156
Lõhe spargliga 157
makrelli karri 158
rosmariini kalmaar 159
Praetud sidrunkrevetid 160
Grillitud kaheksajalg.. 161

metsiku lõhe praed 163

Tilapia hautis 164

Võine kukeseen pipraga 166

koriandri forell 168

Kalmaari rõngad 169

Krevettide ja avokaado salat 170

Võine merilatikas safrani tsitruselise kastmega 172

Tursafilee seesamikoorega 174

Kreemjas lõhe spinati ja sinepikastmega 175

Paprika kammkarbid värske salatiga 177

Vürtsikad kammkarbid mangoga 179

Porrulauk ja krevetid sinepivinegretiga 181

Krevetisupp kookospähkliga 183

Mesi lõhe Soba nuudlitega 185

Gurmee homaar majoneesiga 187

Kreveti kokteilipidu 189

Herby sidrunilõhe 191

Soolavõitu homaari sabad 193

Tai lõhe lillkapsa ja munanuudlitega 194

Kerge meriahven tilliga 196

Magus tšillikrevett Frittata 197

Tai puuviljased krevetid 199

Dublini stiilis sidrunkrevettide roog 201

Mahlased kammkarbid pipra ja küüslaugukastmega 203

Karri krevetid nuudlitega 205

Kreemjas tursk peterselliga 206

Prantsuse pott Rillettes lõhega 208

Salvei lõhe kookose kartulipüreega 209
Tilli beebi kaheksajala kauss 211
Soolalõhe Hollandi kastmega 212

Kanapuljong

Ettevalmistus + küpsetusaeg: 12 tundi ja 25 minutit | Portsjonid: 3

Koostis:

2 kg kana, mis tahes osa – reied, rinnad

5 tassi vett

2 sellerivart, tükeldatud

2 valget sibulat, hakitud

Juhised:

Tehke topeltboiler, asetage Sous Vide sellesse ja seadke temperatuur 194 F. Eraldage kõik koostisosad 2 vaakumkotti, murrake kottide pealsed 2–3 korda kokku. Asetage veevanni. Seadke taimer 12 tunni peale.

Kui taimer peatub, eemaldage kotid ja viige koostisosad kastrulisse. Keeda koostisosi kõrgel kuumusel 10 minutit. Lülitage kuumus välja ja kurnake. Kasutage puljongit supipõhjana.

Sibul Pomodoro kaste

Valmistamine + küpsetusaeg: 30 minutit | Portsjonid: 4

Koostisained

4 tassi poolitatud ja kivideta tomateid
½ sibulat, hakitud
½ tl suhkrut
¼ tassi värsket oreganot
2 küüslauguküünt, hakitud
Sool ja must pipar maitse järgi
5 supilusikatäit oliiviõli

Juhised:

Valmistage bain marie ja asetage Sous Vide sellesse. Seadke temperatuur 175 F. Asetage tomatid, pune, küüslauk, sibul ja suhkur vaakumiga suletavasse kotti. Vabastage õhk veeväljasurve meetodil, sulgege ja kastke kott veevanni. Küpseta 15 minutit.

Kui taimer peatub, eemaldage kott ja viige sisu blenderisse ning segage 1 minut, kuni see on ühtlane. Kõige peale musta pipart.

tšillipüree

Ettevalmistus + küpsetusaeg: 40 minutit | Portsjonid: 4

Koostis:

8 punast paprikat, kivideta
⅓ tassi oliiviõli
2 supilusikatäit sidrunimahla
3 küüslauguküünt, purustatud
2 supilusikatäit magusat paprikat

Juhised:

Tehke topeltboiler ja asetage Sous Vide sellesse ja seadke temperatuur 183 F. Asetage paprika, küüslauk ja õli vaakumiga suletavasse kotti. Vabastage õhk veeväljasurve meetodil, sulgege ja kastke kotid veevanni. Seadke taimer 20 minutiks ja küpseta.

Kui taimer peatub, eemaldage kott ja avage see. Tõsta paprika ja küüslauk blenderisse ning blenderda ühtlaseks massiks. Asetage kastrul keskmisele kuumusele; lisa tšillipüree ja ülejäänud koostisosad. Küpseta 3 minutit. Serveeri kuumalt või külmalt dipikastmena.

jalapeno maitseaine

Ettevalmistus + küpsetusaeg: 70 minutit | Portsjonid: 6

Koostis:

2 jalapeno paprikat
2 rohelist paprikat
2 küüslauguküünt, purustatud
1 sibul, just kooritud
3 lusikatäit pulbristatud pune
3 tl musta pipra pulbrit
2 tl rosmariinipulbrit
10 tl aniisipulbrit

juhiseid

Tehke topeltboiler, asetage Sous Vide sellesse ja seadke temperatuur 185 F. Asetage paprika ja sibul vaakumiga suletavasse kotti. Vabastage õhk veeväljasurve meetodil, sulgege ja kastke kott veevanni. Seadke taimer 40 minutile.

Kui taimer peatub, eemaldage ja avage kott. Tõsta pipar ja sibul koos 2 spl veega blenderisse ja blenderda ühtlaseks massiks.

Pane pann tasasele tulele, lisa paprikapüree ja ülejäänud ained. Keeda 15 minutit. Lülitage kuumus välja ja jahutage. Hoida maitseainepurgis, hoida külmkapis ja kasutada kuni 7 päeva. Kasutage seda maitseainena.

puljong

Ettevalmistus + küpsetusaeg: 13 tundi ja 25 minutit | Portsjonid: 6

Koostis:

3 naela härja jalgu

1 ½ kg veise konte

½ kg veisehakkliha

5 tassi tomatipastat

6 magusat sibulat

3 küüslaugu pead

6 supilusikatäit musta pipart

5 oksa tüümiani

4 loorberilehte

10 tassi vett

Juhised:

Kuumuta ahi temperatuurini 425 F. Asetage veiseliha kondid ja veselihakingad küpsetusplaadile ning hõõruge neid tomatipastaga. Lisa küüslauk ja sibul. Pange see kõrvale. Asetage ja murendage veisehakkliha teisele röstimispannile. Aseta küpsetusplaadid ahju ja küpseta kuldpruuniks.

Kui see on tehtud, tühjendage küpsetusplaatidelt rasv. Valmistage suurde kaussi bain-marie, asetage Sous Vide sellesse ja seadke temperatuurini 195 F. Eraldage veisehakkliha, röstitud köögiviljad, must pipar, tüümian ja loorberilehed 3 vaakumkotti. Deglaseerige küpsetusplaadid veega ja lisage kottidesse. Voldi kottide ülaosa 2–3 korda kokku.

Asetage kotid bain-marie'sse ja kinnitage need Sous Vide'i konteinerisse. Seadke taimer 13 tunni peale. Kui taimer peatub, eemaldage kotid ja viige koostisosad kastrulisse. Viige koostisosad kõrgele tulele. Küpseta 15 minutit. Lülitage kuumus välja ja kurnake. Kasutage puljongit supipõhjana.

Basiiliku küüslaugukoorija

Ettevalmistus + küpsetusaeg: 55 minutit | Portsjonid: 15

Koostis:

2 küüslaugu pead, purustatud
2 supilusikatäit oliiviõli
Natuke soola
1 apteegitilli sibul, tükeldatud
2 sidrunit, riivida ja pressitud
¼ suhkrut
25 basiilikulehte

Juhised:

Tehke topeltkatel, asetage Sous Vide sellesse ja seadke temperatuur 185 F. Asetage apteegitill ja suhkur vaakumiga suletavasse kotti. Vabastage õhk veeväljasurve meetodil, sulgege ja kastke kott veevanni. Seadke taimer 40 minutiks. Kui taimer peatub, eemaldage ja avage kott.

Tõsta apteegitill, suhkur ja ülejäänud loetletud koostisosad blenderisse ning blenderda ühtlaseks massiks. Hoida maitseainenõus ja kasutada külmkapis kuni nädal.

Mee ja sibula palsamikaste

Valmistamine + küpsetusaeg: 1 tund ja 55 minutit | Portsjonid: 1)

Koostisained

3 magusat sibulat, hakitud
1 lusikas võid
Sool ja must pipar maitse järgi
2 supilusikatäit palsamiäädikat
1 lusikas mett
2 tl värskeid tüümiani lehti

juhiseid

Valmistage bain marie ja asetage Sous Vide sellesse. Seadke see 186 F.

Kuumuta pann keskmisel kuumusel võiga. Lisa sibul, maitsesta soola ja pipraga ning küpseta 10 minutit. Lisa palsamiäädikas ja keeda 1 minut. Eemaldage tulelt ja valage mesi.

Asetage segu vaakumiga suletavasse kotti. Vabastage õhk veeväljasurve meetodil, sulgege ja kastke kott veevanni. Küpseta 90 minutit. Kui taimer peatub, eemaldage kott ja kandke vaagnale. Kaunista värske tüümianiga. Serveeri pitsa või võileivaga.

Tomati kaste

Ettevalmistus + küpsetusaeg: 55 minutit | Portsjonid: 4

Koostis:

1 (16 untsi) purk tomatit, purustatud
1 väike valge sibul, tükeldatud
1 tass värskeid basiiliku lehti
1 lusikatäis oliiviõli
1 küüslauguküüs, purustatud
soola maitse järgi
1 loorberileht
1 punane pipar

Juhised:

Tehke topeltboiler, asetage Sous Vide sellesse ja seadke temperatuur 185 F. Asetage kõik loetletud koostisosad vaakumiga suletavasse kotti. Vabastage õhk veeväljasurve meetodil, sulgege ja kastke kott veevanni. Seadke taimer 40 minutile. Kui taimer peatub, eemaldage ja avage kott. Visake loorberileht ära ja pange ülejäänud koostisosad blenderisse ja segage hästi. Serveeri lisandina.

mereandide puljong

Ettevalmistus + küpsetusaeg: 10 tundi ja 10 minutit | Portsjonid: 6

Koostis:

1 kg krevetikoored, pea ja sabaga

3 tassi vett

1 lusikatäis oliiviõli

2 supilusikatäit soola

2 oksa rosmariini

½ pea hakitud küüslauku

½ tassi sellerilehti, tükeldatud

Juhised:

Tehke topeltkatel, pange sinna Sous Vide ja seadke temperatuur 180 F. Viskage krevetid oliiviõliga. Asetage krevetid koos ülejäänud loetletud koostisosadega vaakumiga suletavasse kotti. Vabastage õhk, sulgege ja kastke kott veevanni ning seadke taimer 10 tunni peale.

Kalasupp

Ettevalmistus + küpsetusaeg: 10 tundi ja 15 minutit | Portsjonid: 4

Koostis:

5 tassi vett
½ kg kalafilee, nahk
1 kg kalapead
5 keskmist rohelist sibulat
3 magusat sibulat
¼ must merevetikas (Kombu)

Juhised:

Tehke veevann, asetage Sous Vide sellesse ja seadke temperatuurini 194 F. Eraldage kõik loetletud koostisosad võrdselt 2 vaakumkotti, keerake kottide ülaosa 2 korda kokku. Asetage need topeltkatlasse ja kinnitage need Sous Vide konteinerisse. Seadke taimer 10 tunni peale.

Kui taimer peatub, eemaldage kotid ja viige koostisosad kastrulisse. Keeda koostisosi kõrgel kuumusel 5 minutit Keera kuumus maha ja kurna. Hoia külmkapis ja kasuta kuni 14 päeva.

Sinepi-sparglikaste

Valmistamine + küpsetusaeg: 30 minutit | Portsjonid: 2

Koostisained

1 suur hunnik sparglit
Sool ja must pipar maitse järgi
¼ tassi oliiviõli
1 tl Dijoni sinepit
1 tl tilli
1 tl punase veini äädikat
1 keedetud muna, tükeldatud
Värske petersell, hakitud

juhiseid

Valmistage bain marie ja asetage Sous Vide sellesse. Seadke see 186 F.

Pigista spargli põhja ja visake see ära.

Koori varre põhi ära ja aseta vaakumkinnitatud kotti. Vabastage õhk veeväljasurve meetodil, sulgege ja kastke kott veevanni. Küpseta 15 minutit.

Kui taimer peatub, eemaldage kott ja viige jäävanni. Eralda keedumahlad. Sega kausis vinegreti jaoks õli, äädikas ja sinep; raputa korralikult. Maitsesta soolaga ja tõsta masonipurki. Sulgege ja loksutage, kuni see on hästi segunenud. Kõige peale lisa petersell, muna ja vinegrett.

juurvilja varu

Ettevalmistus + küpsetusaeg: 12 tundi ja 35 minutit | Portsjonid: 10)

Koostis:

1 ½ tassi sellerijuurt, tükeldatud

1 ½ tassi porrulauku, tükeldatud

½ tassi apteegitilli sibulat, kuubikuteks lõigatud

4 küüslauguküünt, purustatud

1 lusikatäis oliiviõli

6 tassi vett

1 ½ tassi seeni

½ tassi peterselli, hakitud

1 spl musta pipart

1 loorberileht

Juhised:

Tehke topeltkatel, pange sinna Sous Vide ja seadke temperatuur 180 F. Kuumuta ahi 450 F-ni. Asetage porrulauk, seller, apteegitill, küüslauk ja oliiviõli kaussi. Mängige neid. Tõsta küpsetusplaadile ja aseta ahju. Küpseta 20 minutit.

Asetage röstitud köögiviljad koos mahlade, vee, peterselli, pipra, seente ja loorberilehega vaakumis suletavasse kotti. Vabastage õhk, sulgege ja kastke kott veevanni ning seadke taimer 12 tunni peale. Katke topeltboileri anum aurustumise vähendamiseks kilega ja lisage vanni pidevalt vett, et köögiviljad oleksid kaetud.

Kui taimer peatub, eemaldage ja avage kott. Kurna koostisained. Laske jahtuda ja kasutage külmutatuna kuni 1 kuu.

Kui taimer peatub, eemaldage ja avage kott. Kurna koostisained. Laske jahtuda ja kasutage külmutatud kujul kuni 2 nädalat.

Tabasco juust Küüslauk Edamame

Valmistamine + küpsetusaeg: 1 tund ja 6 minutit | Portsjonid: 4

Koostisained

1 lusikatäis oliiviõli
4 tassi värskeid edamame kaunasid
1 lusikas soola
1 küüslauguküüs, hakitud
1 spl punase pipra helbeid
1 spl Tabasco kastet

juhiseid

Valmistage bain marie ja asetage Sous Vide sellesse. Seadke see 186 F.

Kuumuta pott vett kõrgel kuumusel ja blanšeeri edamame potte 60 sekundit. Kurna need ja tõsta jääveevanni. Kombineeri küüslauk, punase pipra helbed, Tabasco kaste ja oliiviõli.

Asetage edamame vaakumiga suletud kotti. Vala sisse Tabasco kaste. Vabastage õhk veeväljasurve meetodil, sulgege ja kastke kott veevanni. Küpseta 1 tund. Kui taimer peatub, eemaldage kott ja kandke kaussi ning serveerige.

Herby hernepüree

Ettevalmistus + küpsetusaeg: 55 minutit | Portsjonid: 6

Koostisained

½ tassi köögiviljapuljongit
1 nael värskeid herneid
1 sidruni koor
2 spl hakitud värsket basiilikut
1 lusikatäis oliiviõli
Sool ja must pipar maitse järgi
2 spl hakitud värsket murulauku
2 spl hakitud värsket peterselli
¾ tl küüslaugupulbrit

juhiseid

Valmistage bain marie ja asetage Sous Vide sellesse. Seadke see 186 F.

Kombineerige herned, sidrunikoor, basiilik, oliiviõli, must pipar, murulauk, petersell, sool ja küüslaugupulber ning asetage need vaakumiga suletavasse kotti. Vabastage õhk veeväljasurve meetodil, sulgege ja kastke kott veevanni. Küpseta 45 minutit. Kui taimer peatub, eemaldage kott ja kandke blenderisse ning segage hästi.

Ahjukartulipüree salveiiga

Valmistamine + küpsetusaeg: 1 tund ja 35 minutit | Portsjonid: 6

Koostisained

¼ tassi võid
12 koorimata maguskartulit
10 küüslauguküünt, hakitud
4 supilusikatäit soola
6 supilusikatäit oliiviõli
5 oksa värsket salvei
1 lusikas paprikat

juhiseid

Valmistage bain marie ja asetage Sous Vide sellesse. Seadke see 192 F.

Lisage kartulid, küüslauk, sool, oliiviõli ja 2 või 3 tüümianioksa ning asetage need vaakumiga suletavasse kotti. Vabastage õhk veeväljasurve meetodil, sulgege ja kastke kott veevanni. Küpseta 1 tund ja 15 minutit.

Kuumuta ahi temperatuurini 450 F. Kui taimer peatub, eemaldage kartulid ja viige kaussi. Eralda keedumahlad.

Sega kartulid hästi või ja ülejäänud salveiallikatega. Tõsta küpsetusplaadile, mis on eelnevalt kaetud alumiiniumfooliumiga. Tehke kartulite keskele süvend ja valage keeduvedelik sisse. Küpseta kartuleid 10 minutit, keerake 5 minutit hiljem ümber. Visake salvei ära. Tõsta taldrikule ja serveeri paprikaga üle puistatud.

Võine spargel tüümiani ja juustuga

Ettevalmistus + küpsetusaeg: 21 minutit | Portsjonid: 6

Koostisained

¼ tassi riivitud Pecorino Romano juustu

16 untsi värsket sparglit, kärbitud

4 spl võid, kuubikuteks

soola maitse järgi

1 küüslauguküüs, hakitud

1 lusikas tüümiani

juhiseid

Valmistage bain marie ja asetage Sous Vide sellesse. Seadke see 186 F.

Aseta spargel vaakumiga suletud kotti. Lisa võikuubikud, küüslauk, sool ja tüümian. Vabastage õhk veeväljasurve meetodil, sulgege ja kastke kott veevanni. Küpseta 14 minutit.

Kui taimer peatub, eemaldage kott ja viige spargel taldrikule. Piserdage veidi keedumahla. Kaunista Pecorino Romano juustuga.

Maitsev pastinaak meeglasuuriga

Valmistamine + küpsetusaeg: 1 tund ja 8 minutit | Portsjonid: 4

Koostisained

1 kilo pastinaaki, kooritud ja lõigatud
3 supilusikatäit võid
2 supilusikatäit mett
1 lusikatäis oliiviõli
Sool ja must pipar maitse järgi
1 spl hakitud värsket peterselli

juhiseid

Valmistage bain marie ja asetage Sous Vide sellesse. Seadke see 186 F.

Aseta pastinaak, või, mesi, õli, sool ja pipar vaakumiga suletavasse kotti. Vabastage õhk veeväljasurve meetodil, sulgege ja kastke kott veevanni. Küpseta 1 tund.

Kuumuta pann keskmisel kuumusel. Kui taimer peatub, eemaldage kott ja viige sisu pannile ning küpseta 2 minutit, kuni vedelik muutub glasuuriks. Lisa petersell ja sega kiiresti. Serveeri.

Tomati-toorjuustuvõileib

Ettevalmistus + küpsetusaeg: 55 minutit | Portsjonid: 8)

Koostisained

½ tassi kodujuustu

2 kilo viilutatud tomateid

Sool ja must pipar maitse järgi

2 supilusikatäit oliiviõli

2 küüslauguküünt, hakitud

½ tl hakitud värsket salvei

⅛ teelusikatäis punase pipra helbeid

½ tl valge veini äädikat

2 supilusikatäit võid

4 viilu leiba

2 viilu halloumi juustu

juhiseid

Valmistage bain marie ja asetage Sous Vide sellesse. Seadke 186 F. Asetage tomatid kausi kohale kurn ja maitsestage soolaga. Raputa korralikult. Laske 30 minutit külmuda. Viska mahlad ära. Kombineeri oliiviõli, küüslauk, salvei, must pipar, sool ja piprahelbed.

Asetage vaakumiga suletud kotti. Vabastage õhk veeväljasurve meetodil, sulgege ja kastke kott veevanni. Küpseta 40 minutit.

Kui taimer peatub, eemaldage kott ja viige blenderisse. Lisa äädikas ja toorjuust. Sega ühtlaseks. Tõsta taldrikule ja maitsesta vajadusel soola ja pipraga.

Juustupulkade valmistamiseks: Kuumuta pann keskmisel kuumusel. Määri saiaviilud võiga ja aseta pannile. Aseta juustuviilud leivale ja aseta teise võiga määritud saia peale. Torni 1-2 minutit. Korrake ülejäänud leivaga. Lõika kuubikuteks. Serveeri sooja supi peale.

Peedisalat india pähkli ja toorjuustuga

Valmistamine + küpsetusaeg: 1 tund ja 35 minutit | Portsjonid: 8)

Koostisained

6 suurt peeti, kooritud ja tükkideks lõigatud

Sool ja must pipar maitse järgi

3 supilusikatäit vahtrasiirupit

2 supilusikatäit võid

1 suure apelsini koor

1 lusikatäis oliiviõli

½ tl Cayenne'i pipart

1½ tassi india pähkleid

6 tassi rukolat

3 mandariini, kooritud ja segmenteeritud

1 tass toorjuustu, purustatud

juhiseid

Valmistage bain marie ja asetage Sous Vide sellesse. Seadke see 186 F.

Asetage peeditükid vaakumkinnitusega kotti. Maitsesta soola ja pipraga. Lisa 2 spl vahtrasiirupit, võid ja apelsinikoort. Vabastage õhk veeväljasurve meetodil, sulgege ja kastke kott veevanni. Küpseta 1 tund ja 15 minutit.

Kuumuta ahi 350 F-ni.

Sega juurde ülejäänud vahtrasiirup, oliiviõli, sool ja Cayenne. Lisa india pähklid ja sega korralikult läbi. Tõsta india pähklisegu eelnevalt musta pipraga vooderdatud ahjuvormi ja küpseta 10 minutit. Broneerige ja laske jahtuda.

Kui taimer peatub, eemaldage peet ja visake keedumahlad ära. Aseta rukola serveerimistaldrikule, läbivalt peedi- ja mandariiniviilud. Serveerimiseks puista üle queso fresko ja india pähkli seguga.

Juustupaprika lillkapsaga

Ettevalmistus + küpsetusaeg: 52 minutit | Portsjonid: 5

Koostisained

½ tassi riivitud provolone juustu

1 pea lillkapsas, lõigatud õisikuteks

2 küüslauguküünt, hakitud

Sool ja must pipar maitse järgi

2 supilusikatäit võid

1 lusikatäis oliiviõli

½ suurt punast paprikat, viilutatud

½ suurt kollast paprikat, lõigatud ribadeks

½ suurt apelsini paprikat, lõigatud ribadeks

juhiseid

Valmistage bain marie ja asetage Sous Vide sellesse. Seadke see 186 F.

Sega hästi lillkapsa õisikud, 1 küüslauguküüs, sool, pipar, pool võist ja pool õlist.

Teises kausis segage paprikad, ülejäänud küüslauk, ülejäänud sool, pipar, ülejäänud või ja ülejäänud oliiviõli.

Asetage lillkapsas vaakumkinnitusega kotti. Asetage paprikad teise vaakumiga suletud kotti. Vabastage õhk veeväljasurve meetodil, sulgege ja kastke kotid veevanni. Küpseta 40 minutit.

Kui taimer peatub, eemaldage kotid ja viige sisu serveerimiskaussi. Visake keedumahlad ära. Sega köögiviljad ja raputa peale provolone juustu.

Sügiskõrvitsa kreemsupp

Valmistamine + küpsetusaeg: 2 tundi ja 20 minutit | Portsjonid: 6

Koostisained

¾ tassi hapukoort

1 suvikõrvits, tükeldatud

1 suur pirn

½ kollast sibulat, tükeldatud

3 oksa värsket tüümiani

1 küüslauguküüs, hakitud

1 tl jahvatatud köömneid

Sool ja must pipar maitse järgi

4 supilusikatäit crème fraîche'i

juhiseid

Valmistage bain marie ja asetage Sous Vide sellesse. Seadke see 186 F.

Sega hulka kõrvits, pirn, sibul, tüümian, küüslauk, köömned ja sool. Asetage vaakumiga suletud kotti. Vabastage õhk veeväljasurve meetodil, sulgege ja kastke veevanni. Küpseta 2 tundi.

Kui taimer peatub, eemaldage kott ja viige kogu sisu blenderisse. Püreesta ühtlaseks. Lisa hapukoor ja sega korralikult läbi. Maitsesta soola ja pipraga. Tõsta segu kaussidesse ja tõsta peale veidi crème fraiche'i. Kaunista pirnitükkidega.

Selleri- ja porrukartulisupp

Valmistamine + küpsetusaeg: 2 tundi ja 15 minutit | Portsjonid: 8)

Koostisained

8 supilusikatäit võid

4 viiludeks lõigatud punast kartulit

1 kollane sibul, lõigatud ¼-tollisteks tükkideks

1 sellerivars, lõigatud ½ tolli tükkideks

4 tassi porrulauku, tükeldatud ½ tolli, ainult valged osad

1 tass köögiviljapuljongit

1 porgand, tükeldatud

4 küüslauguküünt, hakitud

2 loorberilehte

Sool ja must pipar maitse järgi

2 tassi hapukoort

¼ tassi hakitud värsket murulauku

juhiseid

Valmistage bain marie ja asetage Sous Vide sellesse. Seadke see 186 F.

Pange kartul, porgand, sibul, seller, porrulauk, köögiviljapuljong, või, küüslauk ja loorberileht vaakumkinnitatud kotti. Vabastage õhk veeväljasurve meetodil, sulgege ja kastke kott veevanni. Küpseta 2 tundi.

Kui taimer peatub, eemaldage kott ja viige blenderisse. Viska loorberilehed ära. Sega sisu ning maitsesta soola ja pipraga. Vala koor aeglaselt ja sega 2-3 minutit ühtlaseks massiks. Nõruta sisu ja kaunista serveerimiseks murulaukuga.

Sidrunikapsa salat jõhvikatega

Valmistamine + küpsetusaeg: 15 minutit | Portsjonid: 6

Koostisained

6 tassi värsket lehtkapsast, koorimata

6 supilusikatäit oliiviõli

2 küüslauguküünt, purustatud

4 supilusikatäit sidrunimahla

½ tl soola

¾ tassi kuivatatud jõhvikaid

juhiseid

Valmistage bain marie ja asetage Sous Vide sellesse. Seadke temperatuur 196 F. Segage kaelus 2 supilusikatäit oliiviõliga. Asetage see vaakumiga suletud kotti. Vabastage õhk veeväljasurve meetodil, sulgege ja kastke kott veevanni. Küpseta 8 minutit.

Sega juurde ülejäänud oliiviõli, küüslauk, sidrunimahl ja sool. Kui taimer peatub, eemalda lehtkapsas ja tõsta serveerimistaldrikule. Piserdage kastmega. Kaunista jõhvikatega.

Tsitrusmaisi tomatikastmega

Ettevalmistus + küpsetusaeg: 55 minutit | Portsjonid: 8)

Koostisained

⅓ tassi oliiviõli

4 kollase maisi kõrvad, kooritud

Sool ja must pipar maitse järgi

1 suur tomat, tükeldatud

3 supilusikatäit sidrunimahla

2 küüslauguküünt, hakitud

1 serrano pipar, ilma seemneteta

4 sibulat, ainult rohelised osad, tükeldatud

½ hunnikut värskeid koriandri lehti, hakitud

juhiseid

Valmistage bain marie ja asetage Sous Vide sellesse. Seadke temperatuurile 186 F. Vahusta oad oliiviõliga ning maitsesta soola ja pipraga. Asetage need vaakumiga suletud kotti. Vabastage õhk veeväljasurve meetodil, sulgege ja kastke kott veevanni. Küpseta 45 minutit.

Samal ajal sega kausis tomatid, laimimahl, küüslauk, serrano pipar, murulauk, koriander ja ülejäänud õli. Kuumuta grill kõrgel kuumusel.

Kui taimer peatub, eemaldage jämedused ja asetage need grillile ning küpsetage 2-3 minutit. Lase jahtuda. Lõika tõlviku tuumad ära ja vala sisse tomatikaste. Serveeri kala, salati või tortillakrõpsudega.

Ingver Tamari rooskapsas seesamiga

Ettevalmistus + küpsetusaeg: 43 minutit | Portsjonid: 6

Koostisained

1½ naela rooskapsast, poolitatud

2 küüslauguküünt, hakitud

2 supilusikatäit taimeõli

1 spl tamari kastet

1 tass. riivitud ingverist

¼ tl punase pipra helbeid

¼ tl röstitud seesamiõli

1 supilusikatäis seesamiseemneid

juhiseid

Valmistage bain-marie ja asetage Sous Vide sellesse. Seadke temperatuurile 186 F. Kuumuta pann keskmisel kuumusel ja sega sisse küüslauk, taimeõli, tamari kaste, ingver ja punase pipra helbed. Küpseta 4-5 minutit. Pange see kõrvale.

Aseta rooskapsas vaakumkinnitatud kotti ja vala sisse tamari segu. Vabastage õhk veeväljasurve meetodil, sulgege ja kastke kott veevanni. Küpseta 30 minutit.

Kui taimer peatub, eemaldage kott ja kuivatage köögirätikuga. Varuge keedumahlad. Tõsta idud kaussi ja raputa peale seesamiõli. Tõsta idud taldrikule ja piserda peale keedumahla. Kaunista seesamiseemnetega.

Peedi salat

Valmistamine + küpsetusaeg: 2 tundi ja 25 minutit | Portsjonid: 3

Koostis:

1 ¼ tassi peet, kärbitud ja väikesteks tükkideks lõigatud
1 tass värsket spinatit, hakitud
2 supilusikatäit oliiviõli
1 spl sidrunimahla, värskelt pressitud
1 lusikas palsamiäädikat
2 küüslauguküünt, purustatud
1 lusikas võid
Sool ja must pipar maitse järgi

Juhised:

Pese ja puhasta peet hästi. Lõika väikesteks tükkideks ja aseta koos või ja purustatud küüslauguga vaakumkinnitatud kotti. Küpseta Sous Vide'i 2 tundi temperatuuril 185 F. Tõsta kõrvale jahtuma.

Keeda suur pott vett ja lisa sellele spinat. Keeda minut ja eemalda tulelt. Kuivatage hästi. Viige vaakumkinnitusega kotti ja küpseta Sous Vide'i 10 minutit temperatuuril 180 F. Eemaldage veevannilt ja laske täielikult jahtuda. Pane suurde kaussi ja lisa keedetud peet. Maitsesta soola, pipra, äädika, oliiviõli ja sidrunimahlaga. Serveeri kohe.

Roheline küüslauk piparmündiga

Valmistamine + küpsetusaeg: 30 minutit | Portsjonid: 2

Koostis:

½ tassi värsket sigurit, rebitud

½ tassi metsikut sparglit, peeneks hakitud

½ tassi mangoldit, rebitud

¼ tassi värsket piparmünti, hakitud

¼ tassi rukolat, rebitud

2 küüslauguküünt, hakitud

½ tl soola

4 spl sidrunimahla, värskelt pressitud

2 supilusikatäit oliiviõli

Juhised:

Täida suur pott soolaga maitsestatud veega ja lisa rohelised. Küpseta 3 minutit. Eemalda ja nõruta. Suruge õrnalt kätega ja tükeldage rohelised terava noaga. Tõsta suurde vaakumiga suletud kotti ja küpseta Sous Vide'i 10 minutit temperatuuril 162 F. Eemaldage veevannilt ja asetage kõrvale.

Kuumuta suurel pannil õli keskmisel kuumusel. Lisa küüslauk ja prae 1 minut. Lisa rohelised ja maitsesta soolaga. Piserdage värske sidrunimahlaga ja serveerige.

Rooskapsas valges veinis

Valmistamine + küpsetusaeg: 35 minutit | Portsjonid: 4

Koostis:

1 nael kärbitud rooskapsast
½ tassi ekstra neitsioliiviõli
½ tassi valget veini
Sool ja must pipar maitse järgi
2 spl värsket peterselli, peeneks hakitud
2 küüslauguküünt, purustatud

Juhised:

Asetage rooskapsas suurde vaakumiga suletud kotti koos kolme supilusikatäie oliiviõliga. Küpseta Sous Vide'is 15 minutit temperatuuril 180 F. Eemaldage kotist.

Kuumuta suurel mittenakkuval pannil ülejäänud õli. Lisa rooskapsas, purustatud küüslauk, sool ja pipar. Grilli korraks, panni paar korda raputades, kuni see on igast küljest kergelt söestunud. Lisa vein ja kuumuta keemiseni. Sega hästi ja eemalda tulelt. Tõsta peale hakitud petersell ja serveeri.

Peedi ja kitsejuustu salat

Valmistamine + küpsetusaeg: 2 tundi ja 20 minutit | Portsjonid: 3

Koostis:

1 kg peeti, viiludeks lõigatud

½ tassi mandleid, blanšeeritud

2 spl sarapuupähkleid, ilma nahata

2 supilusikatäit oliiviõli

1 küüslauguküüs, peeneks hakitud

1 tl köömne pulbrit

1 tl sidrunikoort

soola maitse järgi

½ tassi kitsejuustu, purustatud

Kaunistuseks värsked piparmündilehed

Kandke:

2 supilusikatäit oliiviõli

1 spl õunasiidri äädikat

Juhised:

Tehke topeltboiler, asetage Sous Vide sellesse ja seadke see 183 F-ni.

Asetage peedid vaakumiga suletud kotti. Vabastage õhk veeväljasurve meetodil, sulgege ja kastke kott veevanni ning seadke taimer 2 tunni peale. Kui taimer peatub, eemaldage ja avage kott. Pange peet kõrvale.

Pane pann keskmisele kuumusele, lisa mandlid ja sarapuupähklid ning rösti 3 minutit. Tõsta lõikelauale ja tükelda. Lisa samale pannile õli, pane küüslauk ja köömned. Küpseta 30 sekundit. Lülitage kuumus välja. Lisa kaussi kitsejuust, mandlisegu, sidrunikoor ja küüslaugu segu. Sega. Vahusta õli ja äädikas ning tõsta kõrvale. Serveeri lisandina.

Lillkapsa brokolisupp

Ettevalmistus + küpsetusaeg: 70 minutit | Portsjonid: 2

Koostis:

1 keskmine lillkapsas, lõigatud väikesteks kimpudeks
½ kg brokolit, lõigatud väikesteks õisikuteks
1 roheline paprika, tükeldatud
1 sibul, tükeldatud
1 lusikatäis oliiviõli
1 küüslauguküüs, purustatud
½ tassi köögiviljapuljongit
½ tassi lõssi

Juhised:

Tehke topeltboiler, asetage Sous Vide sellesse ja seadke see 185 F-ni.

Aseta lillkapsas, spargelkapsas, paprika ja valge sibul vaakumiga suletavasse kotti ning vala sinna oliiviõli. Vabastage õhk veeväljasurve meetodil ja sulgege kott. Kastke kott veevanni. Seadke taimer 50 minutiks ja küpseta.

Kui taimer peatub, eemaldage kott ja avage see. Tõsta köögiviljad blenderisse, lisa küüslauk ja piim ning blenderda ühtlaseks massiks.

Asetage pann keskmisele kuumusele, lisage köögiviljapüree ja köögiviljapuljong ning keetke 3 minutit. Maitsesta soola ja pipraga. Serveeri kuumalt lisandina.

Või herned piparmündiga

Ettevalmistus + küpsetusaeg: 25 minutit | Portsjonid: 2

Koostis:

1 lusikas võid
½ tassi herneid
1 spl piparmündilehti, tükeldatud
Natuke soola
suhkur maitse järgi

Juhised:

Tehke topeltboiler, asetage Sous Vide sellesse ja seadke temperatuur 183 F. Asetage kõik koostisosad vaakumiga suletavasse kotti. Vabastage õhk veeväljasurve meetodil, sulgege ja sukeldage vanni. Küpseta 15 minutit.

Kui taimer peatub, eemaldage ja avage kott. Tõsta koostisained serveerimistaldrikule. Serveeri maitseainena.

Rooskapsas magusas siirupis

Ettevalmistus + küpsetusaeg: 75 minutit | Portsjonid: 3

Koostis:

4 kg rooskapsast, poolitatud

3 supilusikatäit oliiviõli

¾ tassi kalakastet

3 supilusikatäit vett

2 supilusikatäit suhkrut

1 ½ supilusikatäit riisiäädikat

2 spl sidrunimahla

3 punast paprikat, õhukeselt viilutatud

2 küüslauguküünt, hakitud

Juhised:

Tehke bain-marie, asetage Sous Vide sellesse ja seadke temperatuurini 183 F. Valage rooskapsas, sool ja õli vaakumiga suletud kotti, vabastage õhk veeväljasurve meetodil, sulgege ja kastke kott vanni. Maria. Seadke taimer 50 minutile.

Kui taimer peatub, eemaldage kott, avage tihend ja asetage rooskapsas fooliumist küpsetusplaadile. Kuumuta grill kõrgeks, aseta sellele pann ja küpseta 6 minutit. Aseta rooskapsas kaussi.

Valmistage kaste: lisage kaussi ülejäänud loetletud toiduvalmistamise koostisosad ja segage. Lisa kaste rooskapsastele ja sega ühtlaseks. Serveeri lisandina.

Redis ürdijuustuga

Valmistamine + küpsetusaeg: 1 tund ja 15 minutit | Portsjonid: 3

Koostis:

10 untsi kitsejuustu

4 untsi toorjuustu

¼ tassi punast paprikat, tükeldatud

3 lusikatäit pestot

3 supilusikatäit sidrunimahla

2 supilusikatäit peterselli

2 küüslauguküünt

9 suurt redist, viilutatud

Juhised:

Tehke bain-marie, asetage Sous Vide sellesse ja seadke temperatuur 181 F. Asetage rediseviilud vaakumiga suletavasse kotti, vabastage õhk ja sulgege kott. Kastke kott veevanni ja seadke taimer 1 tunni peale.

Sega kausis ülejäänud loetletud koostisosad ja vala segu kondiitrikotti. Pange see kõrvale. Kui taimer peatub, eemaldage kott ja avage see. Laota rediseviilud vaagnale ja tõsta lusikaga igale viilule juustusegu. Serveeri suupistena.

balsamico hautatud kapsas

Valmistamine + küpsetusaeg: 1 tund ja 45 minutit | Portsjonid: 3

Koostis:

1 kg punast kapsast, poolitatud ja südamik eemaldatud
1 šalottsibul, õhukeselt viilutatud
2 küüslauguküünt, õhukeselt viilutatud
½ supilusikatäit palsamiäädikat
½ supilusikatäit soolata võid
soola maitse järgi

Juhised:

Tehke topeltkatel, asetage Sous Vide sellesse ja seadke temperatuur 185 F. Jagage kapsas ja ülejäänud koostisosad 2 vaakumiga suletavasse kotti. Vabastage õhk veeväljasurve meetodil ja sulgege kotid. Kastke need topeltkatlasse ja seadke taimer küpsetama 1 tund ja 30 minutit.

Kui taimer peatub, eemaldage ja avage kotid. Tõsta kapsas koos mahladega serveerimistaldrikutele. Maitsesta maitse järgi soola ja äädikaga. Serveeri lisandina.

pošeeritud tomatid

Ettevalmistus + küpsetusaeg: 45 minutit | Portsjonid: 3

Koostis:

4 tassi kirsstomateid
5 supilusikatäit oliiviõli
½ supilusikatäit värskeid rosmariini lehti, hakitud
½ supilusikatäit värskeid tüümiani lehti, hakitud
Sool ja must pipar maitse järgi

Juhised:

Tehke topeltkatel, asetage Sous Vide sellesse ja seadke temperatuurini 131 F. Jagage loetletud koostisosad 2 vaakumiga suletavasse kotti, maitsestage soola ja pipraga. Vabastage õhk veeväljasurve meetodil ja sulgege kotid. Kastke need topeltkatlasse ja seadke taimer 30 minutiks küpsema.

Niipea kui taimer peatub, eemaldage kotid ja avage need. Tõsta tomatid koos mahlaga kaussi. Serveeri lisandina.

Ratatouille

Ettevalmistus + küpsetusaeg: 2 tundi ja 10 minutit | Portsjonid: 3

Koostis:

2 suvikõrvitsat, viilutatud

2 tomatit, tükeldatud

2 punast paprikat, seemnetest puhastatud ja 2-tollisteks kuubikuteks lõigatud

1 väike baklažaan, viilutatud

1 sibul, lõigatud 1-tollisteks kuubikuteks

soola maitse järgi

½ punase pipra helbed

8 küüslauguküünt, purustatud

2 ½ supilusikatäit oliiviõli

5 oksa + 2 basiilikulehte

Juhised:

Tehke topeltkatel, asetage Sous Vide sellesse ja seadke temperatuurini 185 F. Asetage tomatid, suvikõrvits, sibul, paprika ja baklažaan, igaüks 5 eraldi vaakumkinnitusega kotti. Pange igasse kotti küüslauk, basiilikulehed ja 1 spl oliiviõli. Vabastage õhk veeväljasurve meetodil, sulgege ja kastke kotid veevanni ning seadke taimer 20 minutiks.

Kui taimer peatub, eemaldage tomatikott. Pange see kõrvale. Lähtestage taimer 30 minutiks. Kui taimer peatub, eemaldage kotid suvikõrvitsate ja punase paprikaga. Pange see kõrvale. Lähtestage taimer 1 tunniks.

Kui taimer peatub, eemaldage ülejäänud kotid ning visake küüslauk ja basiiliku lehed ära. Lisa kaussi tomatid ja püreesta lusikaga kergelt läbi. Tükelda ülejäänud köögiviljad ja lisa tomatitele. Maitsesta soola, punase pipra helveste, ülejäänud oliiviõli ja basiilikuga. Serveeri lisandina.

Tomatisupp

Ettevalmistus + küpsetusaeg: 60 minutit | Portsjonid: 3

Koostis:

2 kg pooleks lõigatud tomateid
1 sibul, tükeldatud
1 sellerivars, tükeldatud
3 supilusikatäit oliiviõli
1 supilusikatäis tomatipüreed
Näputäis suhkrut
1 loorberileht

Juhised:

Tehke bain-marie, asetage Sous Vide sellesse ja seadke 185 F. Asetage kõik loetletud koostisosad, välja arvatud sool, kaussi ja segage. Asetage need vaakumiga suletud kotti. Vabastage õhk veeväljasurve meetodil, sulgege ja kastke kott veevanni. Seadke taimer 40 minutile.

Kui taimer peatub, eemaldage kott ja avage see. Vahusta koostisained blenderis. Vala lahtiklopitud tomat pannile ja kuumuta keskmisel kuumusel. Maitsesta soolaga ja küpseta 10 minutit. Tõsta supp kaussidesse ja lase jahtuda. Serveeri soojalt vähese süsivesikusisaldusega saia kõrvale.

Röstitud punapeet

Valmistamine + küpsetusaeg: 1 tund ja 15 minutit | Portsjonid: 3

Koostis:

2 peet, kooritud ja lõigatud 1 tolliseks
⅓ tassi palsamiäädikat
½ tl oliiviõli
⅓ tassi röstitud kreeka pähkleid
⅓ tassi riivitud Grana Padano juustu
Sool ja must pipar maitse järgi

Juhised:

Tehke veevann, asetage Sous Vide sellesse ja seadke temperatuur 183 F. Asetage peet, äädikas ja sool vaakumiga suletavasse kotti. Vabastage õhk veeväljasurve meetodil, sulgege ja kastke kott veevanni. Seadke taimer 1 tunnile.

Kui taimer peatub, eemaldage ja avage kott. Tõsta peet kaussi, lisa oliiviõli ja sega läbi. Puista peale kreeka pähkleid ja juustu. Serveeri lisandina.

Baklažaani lasanje

Valmistamine + küpsetusaeg: 3 tundi | Portsjonid: 3

Koostis:

1 kg baklažaani, kooritud ja õhukesteks viiludeks

1 lusikas soola

1 tass tomatikastet, jagatud 3 osaks

2 untsi värsket mozzarellat, õhukeselt viilutatud

1 unts Parmesani juustu, riivitud

2 untsi Itaalia segu juustu, riivitud

3 spl värsket basiilikut, hakitud

Katus:

½ supilusikatäit makadaamiapähkleid, röstitud ja hakitud

1 unts Parmesani juustu, riivitud

1 unts Itaalia juustu segu, riivitud

Juhised:

Tehke topeltboiler, pange sinna Sous Vide ja seadke temperatuur 183 F. Maitsesta baklažaanid soolaga. Asetage vaakumiga suletav kott küljele, asetage pool baklažaani, määrige tomatikastet, kihiti mozzarellat, seejärel parmesani, seejärel juustu ja basiiliku segu. Kata teise portsu tomatikastmega.

Sulgege kott hoolikalt veeväljasurve meetodil, hoides seda võimalikult tasasel kujul. Kastke kott veevanni. Seadke taimer 2 tunniks ja küpseta. Esimese 30 minuti jooksul hingake 2-3 korda välja, kuna baklažaan eraldab küpsedes gaase.

Kui taimer peatub, eemaldage kott ettevaatlikult ja torgake tihvti abil koti nurka, et vedelik kotist vabastada. Aseta kott serveerimistaldrikule, ava pealt ja libista lasanje õrnalt taldrikule. Tõsta peale ülejäänud tomatikaste, makadaamiapähklid, juustu segu ja parmesani juust. Sulata ja pruunista juust puhuri abil.

Seenesupp

Ettevalmistus + küpsetusaeg: 50 minutit | Portsjonid: 3

Koostis:

1 kg segaseeni

2 sibulat, tükeldatud

3 küüslauguküünt

2 oksa hakitud petersellilehte

2 spl tüümiani pulbrit

2 supilusikatäit oliiviõli

2 tassi koort

2 tassi köögiviljapuljongit

Juhised:

Tehke topeltboiler, asetage Sous Vide sellesse ja seadke temperatuur 185 F. Asetage seened, sibul ja seller vaakumiga suletavasse kotti. Vabastage õhk veeväljasurve meetodil, sulgege ja kastke kott veevanni. Seadke taimer 30 minutile. Kui taimer peatub, eemaldage ja avage kott.

Blenderis blenderis kotis olevad koostisained. Asetage pann keskmisele kuumusele, lisage õli. Niipea, kui see hakkab kuumenema, lisage püreestatud seened ja ülejäänud koostisosad, välja arvatud koor. Küpseta 10 minutit. Lülitage tuli välja ja lisage piimakoor. Sega korralikult läbi ja serveeri.

Taimetoitlane parmesani risotto

Ettevalmistus + küpsetusaeg: 65 minutit | Portsjonid: 5

Koostis:

2 tassi arborio riisi

½ tassi tavalist valget riisi

1 tass köögiviljapuljongit

1 tass vett

6-8 untsi riivitud parmesani juustu

1 hakitud sibul

1 lusikas võid

Sool ja must pipar maitse järgi

Juhised:

Valmistage bain-marie ja asetage Sous Vide sellesse. Seadke temperatuur 185 F. Sulata või kastrulis keskmisel kuumusel. Lisa sibul, riis ja vürtsid ning küpseta paar minutit. Viige vaakumiga suletavasse kotti. Vabastage õhk veeväljasurve meetodil, sulgege ja kastke kott veevanni. Seadke taimer 50 minutile. Kui taimer peatub, eemaldage kott ja segage parmesani juust.

Roheline supp

Ettevalmistus + küpsetusaeg: 55 minutit | Portsjonid: 3

Koostis:

4 tassi köögiviljapuljongit

1 lusikatäis oliiviõli

1 küüslauguküüs, purustatud

1 tolline ingver, viilutatud

1 tl koriandri pulbrit

1 suur suvikõrvits, kuubikuteks

3 tassi lehtkapsast

2 tassi brokkolit, lõigatud õisikuteks

1 sidrun, pressitud ja riivitud

Juhised:

Tehke topeltkatel, asetage Sous Vide sellesse ja seadke temperatuur 185 F. Asetage brokkoli, suvikõrvits, lehtkapsas ja petersell vaakumiga suletavasse kotti. Vabastage õhk veeväljasurve meetodil, sulgege ja kastke kott veevanni. Seadke taimer 30 minutile.

Kui taimer peatub, eemaldage ja avage kott. Lisa aurutatud koostisosad koos küüslaugu ja ingveriga blenderisse. Püreesta ühtlaseks. Vala roheline püree pannile ja lisa ülejäänud loetletud koostisosad. Asetage pann keskmisele kuumusele ja küpseta 10 minutit. Serveeri kerge roana.

Köögiviljade segusupp

Ettevalmistus + küpsetusaeg: 55 minutit | Portsjonid: 3

Koostis:

1 magus sibul, viilutatud

1 tl küüslaugupulbrit

2 tassi suvikõrvitsat lõigatud väikesteks kuubikuteks

3 untsi parmesani koort

2 tassi beebispinatit

2 supilusikatäit oliiviõli

1 tl punase pipra helbeid

2 tassi köögiviljapuljongit

1 oksake rosmariini

soola maitse järgi

Juhised:

Tehke bain-marie, asetage Sous Vide sellesse ja seadke temperatuurini 185 F. Segage kõik koostisosad oliiviõliga, välja arvatud küüslauk ja sool, ning asetage need vaakumiga suletavasse kotti. Vabastage õhk veeväljasurve meetodil, sulgege ja kastke kott veevanni. Seadke taimer 30 minutile.

Kui taimer peatub, eemaldage ja avage kott. Viska rosmariin ära. Vala ülejäänud koostisosad pannile ning lisa sool ja küüslaugupulber. Asetage pann keskmisele kuumusele ja küpseta 10 minutit. Serveeri kerge roana.

Suitsutatud paprika Wontons

Ettevalmistus + küpsetusaeg: 5 tundi ja 15 minutit | Portsjonid: 9)

Koostis:

10 untsi wontoni mähised
10 untsi valitud köögivilju, riivitud
2 muna
1 lusikatäis oliiviõli
½ tl tšillipulbrit
½ tl suitsutatud paprikat
½ tl küüslaugupulbrit
Sool ja must pipar maitse järgi

Juhised:

Valmistage bain marie ja asetage Sous Vide sellesse. Seadke see väärtusele 165 F.

Klopi munad koos maitseainetega lahti. Lisa köögiviljad ja õli. Valage segu vaakumiga suletavasse kotti - Vabastage õhk veeväljasurve meetodil, sulgege ja kastke kott veevanni. Seadke taimer 5 tunni peale.

Kui taimer peatub, eemaldage kott ja kandke kaussi. Jaga segu ravioolide vahel, rulli kokku ja näpi servad kinni. Keeda keevas vees 4 minutit keskmisel kuumusel.

Kinoa ja selleri misoroog

Valmistamine + küpsetusaeg: 2 tundi ja 25 minutit | Portsjonid: 6

Koostisained

1 seller, tükeldatud

1 spl misopastat

6 küüslauguküünt

5 oksa tüümiani

1 tl sibulapulbrit

3 supilusikatäit ricottat

1 spl sinepiseemneid

¼ suure sidruni mahl

5 jämedalt hakitud kirsstomatit

Hakitud petersell

8 untsi vegan võid

8 untsi keedetud kinoat

juhiseid

Valmistage bain marie ja asetage Sous Vide sellesse. Seadke see 186 F.

Samal ajal kuumuta pann keskmisel kuumusel ja lisa küüslauk, tüümian, sinepiseemned. Küpseta umbes 2 minutit. Lisa või ja sega kuldseks. Sega sibulapulbriga ja tõsta kõrvale. Lase toatemperatuuril jahtuda. Asetage seller vaakumkinnitusega kotti. Vabastage õhk veeväljasurve meetodil, sulgege ja kastke kott veevanni. Küpseta 2 tundi.

Kui taimer peatub, eemaldage kott ja asetage see pannile ning segage kuni kuldpruunini. Maitsesta misoga. Pange see kõrvale. Kuumuta pann keskmisel kuumusel, lisa tomatid, sinep ja kinoa. Kombineeri sidrunimahla ja peterselliga. Serveerige selleri ja tomati seguga.

Redise ja basiiliku salat

Ettevalmistus + küpsetusaeg: 50 minutit | Portsjonid: 2

Koostis:

20 väikest redist, kärbitud
1 spl valge veini äädikat
¼ tassi hakitud basiilikut
½ tassi fetajuustu
1 lusikas suhkrut
1 lusikas vett
¼ teelusikatäit soola

Juhised:

Valmistage bain marie ja asetage Sous Vide sellesse. Seadke temperatuur 200 F. Asetage redised suurde vaakumiga suletavasse kotti ning lisage äädikas, suhkur, sool ja vesi. Kombineerimiseks raputage. Vabastage õhk veeväljasurve meetodil, sulgege ja kastke veevanni. Küpseta 30 minutit. Kui taimer peatub, eemaldage kott ja laske sellel jäävannis jahtuda. Serveeri kuumalt. Serveeri basiiliku ja fetajuustuga.

tšilli segu

Valmistamine + küpsetusaeg: 35 minutit | Portsjonid: 2

Koostis:

1 punane paprika, tükeldatud
1 kollane paprika, tükeldatud
1 roheline paprika, tükeldatud
1 suur oranž paprika, tükeldatud
soola maitse järgi

Juhised:

Tehke topeltboiler, pange sinna Sous Vide ja seadke temperatuur 183 F. Asetage kõik soolatud paprikad vaakumiga suletavasse kotti. Vabastage õhk veeväljasurve meetodil, sulgege ja sukeldage veevanni. Seadke taimer 15 minutiks. Kui taimer peatub, eemaldage ja avage kott. Serveeri paprikat koos mahlaga lisandina.

Kinoa kurkum koriander

Ettevalmistus + küpsetusaeg: 105 minutit | Portsjonid: 6

Koostis:

3 tassi kinoad

2 tassi hapukoort

½ tassi vett

3 supilusikatäit koriandri lehti

2 tl kurkumipulbrit

1 lusikas võid

½ supilusikatäit soola

Juhised:

Valmistage bain marie ja asetage Sous Vide sellesse. Seadke 180 F.

Asetage kõik koostisosad vaakumiga suletavasse kotti. Sega hästi segunemiseks. Vabastage õhk veeväljasurve meetodil, sulgege ja kastke kott veevanni. Seadke taimer 90 minutile. Kui taimer peatub, eemaldage kott. Serveeri kuumalt.

Oregano valged oad

Ettevalmistus + küpsetusaeg: 5 tundi ja 15 minutit | Portsjonid: 8

Koostis:

12 untsi valgeid ube

1 tass tomatipastat

8 untsi köögiviljapuljongit

1 lusikas suhkrut

3 supilusikatäit võid

1 tass hakitud sibulat

1 paprika, tükeldatud

1 lusikas pune

2 supilusikatäit paprikat

Juhised:

Valmistage bain marie ja asetage Sous Vide sellesse. Seadke 185 F.

Sega kõik koostisained vaakumkinnituskotis. Sega segamiseks. Vabastage õhk veeväljasurve meetodil, sulgege ja kastke kott veevanni. Seadke taimer 5 tunni peale. Kui taimer peatub, eemaldage kott. Serveeri kuumalt.

Kartuli ja datli salat

Ettevalmistus + küpsetusaeg: 3 tundi ja 15 minutit | Portsjonid: 6

Koostis:

2 kilo kartuleid, kuubikuteks

5 untsi datleid, tükeldatud

½ tassi murendatud kitsejuustu

1 lusikas pune

1 lusikatäis oliiviõli

1 spl sidrunimahla

3 supilusikatäit võid

1 tl koriandrit

1 lusikas soola

1 lusikatäis hakitud peterselli

¼ tl küüslaugupulbrit

Juhised:

Valmistage bain marie ja asetage Sous Vide sellesse. Seadke 190 F.

Asetage kartulid, või, datlid, pune, koriander ja sool vaakumiga suletavasse kotti. Vabastage õhk veeväljasurve meetodil, sulgege ja kastke kott veevanni. Seadke taimer 3 tunniks.

Kui taimer peatub, eemaldage kott ja kandke kaussi. Klopi oliiviõli, sidrunimahl, petersell ja küüslaugupulber ning nirista salatile. Kui kasutad juustu, puista see peale.

paprikaterad

Valmistamine + küpsetusaeg: 3 tundi ja 10 minutit | Portsjonid: 4

Koostis:

10 untsi terad
4 supilusikatäit võid
1 ½ tl paprikat
10 untsi vett
½ tl küüslaugu soola

Juhised:

Valmistage bain marie ja asetage Sous Vide sellesse. Seadke 180 F.

Asetage kõik koostisosad vaakumiga suletavasse kotti. Sega lusikaga korralikult läbi. Vabastage õhk veeväljasurve meetodil, sulgege ja kastke kott veevanni. Seadke taimer 3 tunni peale. Kui taimer peatub, eemaldage kott. Jaga 4 serveerimiskausi vahel.

Köögiviljade viinamarjade segu

Valmistamine + küpsetusaeg 105 minutit | Portsjonid: 9)

Koostis:

8 viiludeks lõigatud bataati
2 punast sibulat, viilutatud
4 untsi tomateid, püreestatud
1 tl hakitud küüslauku
Sool ja must pipar maitse järgi
1 lusikas viinamarjamahla

Juhised:

Valmistage bain-marie ja asetage Sous Vide sellesse. Seadke temperatuur 183 F. Asetage kõik koostisosad ¼ tassi veega vaakumiga suletavasse kotti. Vabastage õhk veeväljasurve meetodil, sulgege ja kastke kott veevanni. Seadke taimer 90 minutile. Kui taimer peatub, eemaldage kott. Serveeri kuumalt.

Kauss kikerhernestest ja piparmündiseentest

Valmistamine + küpsetusaeg: 4 tundi ja 15 minutit | Portsjonid: 8

Koostis:

9 untsi seeni

3 tassi köögiviljapuljongit

1 kilo kikerherneid, leotatud üleöö ja nõrutatud

1 lusikas võid

1 lusikas paprikat

1 lusikas sinepit

2 supilusikatäit tomatimahla

1 lusikas soola

¼ tassi hakitud piparmünt

1 lusikatäis oliiviõli

Juhised:

Valmistage bain marie ja asetage Sous Vide sellesse. Seadke temperatuur 195 F. Asetage puljong ja kikerherned vaakumiga suletavasse kotti. Vabastage õhk veeväljasurve meetodil, sulgege ja kastke kott veevanni. Seadke taimer 4 tunni peale.

Kui taimer peatub, eemaldage kott. Kuumuta pannil õli keskmisel kuumusel. Lisa seened, tomatimahl, paprika, sool ja sinep. Küpseta 4 minutit. Nõruta kikerherned ja lisa pannile. Küpseta veel 4 minutit. Sega juurde või ja piparmünt.

köögivilja caponata

Valmistamine + küpsetusaeg: 2 tundi ja 15 minutit | Portsjonid: 4

Koostis:

4 konserveeritud ploomtomatit, purustatud

2 paprikat, viilutatud

2 suvikõrvitsat, viilutatud

½ sibulat, viilutatud

2 baklažaani, viilutatud

6 küüslauguküünt, hakitud

2 supilusikatäit oliiviõli

6 basiiliku lehte

Sool ja must pipar maitse järgi

Juhised:

Valmistage bain marie ja asetage Sous Vide sellesse. Seadke temperatuur 185 F. Kombineerige kõik koostisosad vaakumiga suletavas kotis. Vabastage õhk veeväljasurve meetodil, sulgege ja kastke kott veevanni. Seadke taimer 2 tunni peale. Kui taimer peatub, asetage see vaagnale.

Praetud Šveitsi mangold sidruniga

Ettevalmistus + küpsetusaeg: 25 minutit | Portsjonid: 2

2 naela Šveitsi mangold

4 supilusikatäit ekstra neitsioliiviõli

2 küüslauguküünt, purustatud

1 terve sidrun, pressitud

2 tl meresoola

Juhised:

Pese mangold hästi ja nõruta sõelal. Haki terava noaga jämedalt ja tõsta suurde kaussi. Sega 4 spl oliiviõli, purustatud küüslauk, sidrunimahl ja meresool. Viige suurde vaakumiga suletavasse kotti ja sulgege. Küpseta sous vide'is 10 minutit temperatuuril 180 F.

Juurviljapüree

Ettevalmistus + küpsetusaeg: 3 tundi ja 15 minutit | Portsjonid: 4

Koostis:

2 suvikõrvitsat, kooritud ja tükeldatud
1 kaalikas, kooritud ja tükeldatud
1 suur bataat, kooritud ja tükeldatud
1 lusikas võid
Sool ja must pipar maitse järgi
näputäis muskaatpähklit
¼ teelusikatäit tüümiani

Juhised:

Valmistage bain-marie ja asetage Sous Vide sellesse. Seadke temperatuur 185 F. Asetage köögiviljad vaakumiga suletavasse kotti. Vabastage õhk veeväljasurve meetodil, sulgege ja asetage veevanni. Keeda 3 tundi. Kui olete valmis, eemaldage kott ja püreestage köögiviljad kartulipudruga. Lisa ülejäänud koostisosad.

Kapsas ja pipar tomatikastmes

Valmistamine + küpsetusaeg: 4 tundi ja 45 minutit | Portsjonid: 6

Koostis:

2 naela kapsast, viilutatud

1 tass viilutatud paprikat

1 tass tomatipastat

2 sibulat, viilutatud

1 lusikas suhkrut

Sool ja must pipar maitse järgi

1 spl koriandrit

1 lusikatäis oliiviõli

Juhised:

Valmistage bain marie ja asetage Sous Vide sellesse. Seadke see 184 F.

Aseta kapsas ja sibul vaakumkotti ning maitsesta vürtsidega. Lisage tomatipasta ja segage hästi. Vabastage õhk veeväljasurve meetodil, sulgege ja kastke kott veevanni. Seadke taimer 4 tundi ja 30 minutit. Kui taimer peatub, eemaldage kott.

Läätse-tomatiroog sinepiga

Ettevalmistus + küpsetusaeg: 105 minutit | Portsjonid: 8

Koostis:

2 tassi läätsi

1 purk tükeldatud tomateid, nõrutamata

1 tass rohelisi herneid

3 tassi köögiviljapuljongit

3 tassi vett

1 hakitud sibul

1 porgand, viilutatud

1 lusikas võid

2 supilusikatäit sinepit

1 tl punase pipra helbeid

2 supilusikatäit sidrunimahla

Sool ja must pipar maitse järgi

Juhised:

Valmistage bain-marie ja asetage Sous Vide sellesse. Seadke temperatuur 192 F. Asetage kõik koostisosad suurde vaakumiga suletavasse kotti. Vabastage õhk veeväljasurve meetodil, sulgege ja sukeldage vanni. Küpseta 90 minutit. Kui taimer peatub, eemaldage kott ja kandke suurde kaussi ning segage enne serveerimist.

Paprika riisipilaf rosinatega

Valmistamine + küpsetusaeg: 3 tundi ja 10 minutit | Portsjonid: 6

Koostis:

2 tassi valget riisi

2 tassi köögiviljapuljongit

⅔ tassi vett

3 spl rosinaid, hakitud

2 supilusikatäit hapukoort

½ tassi hakitud punast sibulat

1 paprika, tükeldatud

Sool ja must pipar maitse järgi

1 lusikas tüümiani

Juhised:

Valmistage bain marie ja asetage Sous Vide sellesse. Seadke 180 F.

Asetage kõik koostisosad vaakumiga suletavasse kotti. Sega hästi segunemiseks. Vabastage õhk veeväljasurve meetodil, sulgege ja kastke kott veevanni. Seadke taimer 3 tunni peale. Kui taimer peatub, eemaldage kott. Serveeri kuumalt.

jogurti supp

Valmistamine + küpsetusaeg: 2 tundi ja 20 minutit | Portsjonid: 4

Koostisained

1 lusikatäis oliiviõli
1½ tl köömneid
1 keskmine sibul, tükeldatud
1 porrulauk, poolitatud ja õhukesteks viiludeks
soola maitse järgi
2 kilo hakitud porgandit
1 loorberileht
3 tassi köögiviljapuljongit
½ tassi täispiima jogurtit
Õunaäädikas
värsked tilli lehed

juhiseid

Valmistage bain marie ja asetage Sous Vide sellesse. Seadke temperatuur 186 F. Kuumuta oliiviõli suurel pannil keskmisel kuumusel ja lisa köömned. Röstige neid 1 minut. Lisa sibul, sool ja porrulauk, prae 5-7 minutit või kuni see on pehme. Kombineerige suures kausis sibul, loorberileht, porgand ja 1/2 supilusikatäit soola.

Jaotage segu vaakumiga suletud kotti. Vabastage õhk veeväljasurve meetodil, sulgege ja kastke kott veevanni. Küpseta 2 tundi.

Kui taimer peatub, eemaldage kott ja valage see kaussi. Lisa köögiviljapuljong ja sega. Sega jogurt. Maitsesta supp vähese soola ja äädikaga ning serveeri kaunistatud tillilehti.

võine suvikõrvits

Valmistamine + küpsetusaeg: 1 tund ja 35 minutit | Portsjonid: 4

Koostisained

2 supilusikatäit võid

¾ tassi sibulat, hakitud

1 ½ naela suvikõrvitsat, viilutatud

Sool ja must pipar maitse järgi

½ tassi täispiima

2 suurt tervet muna

½ tassi purustatud tavalisi kartulikrõpse

juhiseid

Valmistage bain marie ja asetage Sous Vide sellesse. Seadke 175 F

Vahepeal määri mõned potid rasvaga. Kuumuta suur pann keskmisel kuumusel ja sulata või. Lisa sibul ja prae 7 minutit. Lisa kõrvits, maitsesta soola ja pipraga ning prae 10 minutit. Jaga segu pottidesse. Laske jahtuda ja broneerige.

Vahusta piim, sool ja munad kausis. Maitsesta pipraga. Valage segu purkidele, sulgege ja kastke purgid veevanni. Küpseta 60 minutit. Kui taimer peatub, eemaldage purgid ja laske neil 5 minutit jahtuda. Serveeri friikartulitega.

Ingveri chutney karri ja nektariiniga

Ettevalmistus + küpsetusaeg: 60 minutit | Portsjonid: 3

Koostisained

½ tassi granuleeritud suhkrut

½ tassi vett

¼ tassi valge veini äädikat

1 küüslauguküüs, hakitud

¼ tassi valget sibulat, peeneks hakitud

1 laimi mahl

2 tl riivitud värsket ingverit

2 lusikatäit karripulbrit

Näputäis punase pipra helbeid

Sool ja must pipar maitse järgi

Piprahelbed maitse järgi

4 suurt tükki nektariini, viilutatud

¼ tassi hakitud värsket basiilikut

juhiseid

Valmistage bain marie ja asetage Sous Vide sellesse. Seadke see 168 F.

Kuumuta pann keskmisel kuumusel ja sega vesi, suhkur, valge veini äädikas ja küüslauk. Liigutades, kuni suhkur pehmeneb. Lisa sidrunimahl, sibul, karripulber, ingver ja punase pipra helbed. Maitsesta soola ja musta pipraga. Raputa korralikult. Asetage segu vaakumiga suletavasse kotti. Vabastage õhk veeväljasurve meetodil, sulgege ja kastke kott veevanni. Küpseta 40 minutit.

Kui taimer on peatunud, eemaldage kott ja asetage jäävanni. Tõsta toit serveerimistaldrikule. Kaunista basiilikuga.

Russet Potato Confit rosmariiniga

Valmistamine + küpsetusaeg: 1 tund ja 15 minutit | Portsjonid: 4

Koostisained

1 nael pruuni rusikast kartulit, tükeldatud

soola maitse järgi

¼ tl jahvatatud valget pipart

1 tl hakitud värsket rosmariini

2 supilusikatäit tervet võid

1 lusikatäis maisiõli

juhiseid

Valmistage bain-marie ja asetage Sous Vide sellesse. Seadke temperatuurile 192 F. Maitsesta kartulid rosmariini, soola ja pipraga. Sega kartulid või ja õliga. Asetage vaakumiga suletud kotti. Vabastage õhk veeväljasurve meetodil, sulgege ja kastke kott veevanni. Küpseta 60 minutit. Kui taimer peatub, eemaldage kott ja kandke suurde kaussi. Kaunista võiga ja serveeri.

Pirnikarri ja kookoskreem

Valmistamine + küpsetusaeg: 1 tund ja 10 minutit | Portsjonid: 4

Koostisained

2 pirni, kividest puhastatud, kooritud ja viilutatud
1 spl karripulbrit
2 lusikatäit kookoskreemi

juhiseid

Valmistage bain marie ja asetage Sous Vide sellesse. Seadke see 186 F.

Sega kõik koostisosad kokku ja pane vaakumkinnituskotti. Vabastage õhk veeväljasurve meetodil, sulgege ja kastke kott veevanni. Küpseta 60 minutit. Kui taimer peatub, eemaldage kott ja kandke suurde kaussi. Jaga serveerimistaldrikutele ja serveeri.

Pehme brokolipüree

Valmistamine + küpsetusaeg: 2 tundi ja 15 minutit | Portsjonid: 4

Koostisained

1 pea brokkoli, lõigatud õisikuteks
½ tl küüslaugupulbrit
soola maitse järgi
1 lusikas võid
1 spl rasket koort

juhiseid

Valmistage bain marie ja asetage Sous Vide sellesse. Seadke temperatuurile 183 F. Segage brokkoli, sool, küüslaugupulber ja hapukoor. Asetage vaakumiga suletud kotti. Vabastage õhk veeväljasurve meetodil, sulgege ja kastke kott veevanni. Küpseta 2 tundi.

Kui taimer peatub, eemaldage kott ja viige pulseerimiseks segistisse. Maitsesta ja serveeri.

Maitsev kuupäev ja Mango Chutney

Valmistamine + küpsetusaeg: 1 tund ja 45 minutit | Portsjonid: 4

Koostisained

2 kilo hakitud mangot

1 väike sibul, tükeldatud

½ tassi halepruuni suhkrut

¼ tassi datleid

2 supilusikatäit õunasiidri äädikat

2 spl värskelt pressitud sidrunimahla

1½ tl kollaseid sinepiseemneid

1½ tl koriandri seemneid

soola maitse järgi

¼ teelusikatäit karripulbrit

¼ tl kuivatatud kurkumit

⅛ tl cayenne'i pipart

juhiseid

Valmistage bain marie ja asetage Sous Vide sellesse. Seadke see 183 F.

Koguge kõik koostisosad kokku. Asetage vaakumiga suletud kotti. Vabastage õhk veeväljasurve meetodil, sulgege ja kastke kott veevanni. Küpseta 90 minutit. Kui taimer peatub, eemaldage kott ja valage see kastrulisse.

Mandariini ja roheliste ubade salat pähklitega

Valmistamine + küpsetusaeg: 1 tund ja 10 minutit | Portsjonid: 8)

Koostisained

2 naela rohelisi ube, kärbitud
2 mandariini
2 supilusikatäit võid
soola maitse järgi
2 untsi kreeka pähkleid

juhiseid

Valmistage bain marie ja asetage Sous Vide sellesse. Seadke temperatuurile 186 F. Segage rohelised oad, sool ja või. Asetage vaakumiga suletud kotti. Lisa mandariini koor ja mahl. Vabastage õhk veeväljasurve meetodil, sulgege ja kastke kott veevanni. Küpseta 1 tund. Kui taimer peatub, eemaldage kott ja kandke vaagnale. Kõige peale lisa mandariinikoor ja kreeka pähklid.

Rohelise herne kreem muskaatpähkliga

Valmistamine + küpsetusaeg: 1 tund ja 10 minutit | Portsjonid: 8)

Koostisained

1 nael värskeid rohelisi herneid

1 tass piimakoort

¼ tassi võid

1 lusikatäis maisitärklist

¼ tl jahvatatud muskaatpähklit

4 nelki

2 loorberilehte

must pipar maitse järgi

juhiseid

Valmistage bain marie ja asetage Sous Vide sellesse. Seadke temperatuurile 184 F. Segage kausis maisitärklis, muskaatpähkel ja koor. Vahusta, kuni maisitärklis pehmeneb.

Asetage segu vaakumiga suletavasse kotti. Vabastage õhk veeväljasurve meetodil, sulgege ja kastke kott veevanni. Küpseta 1 tund. Kui taimer peatub, võtke kott välja ja eemaldage loorberileht. Serveeri.

Lihtne brokkolipüree

Ettevalmistus + küpsetusaeg: 60 minutit | Portsjonid: 4

Koostisained

1 pea brokkoli
1 tass köögiviljapuljongit
3 supilusikatäit võid
soola maitse järgi

juhiseid

Valmistage bain marie ja asetage Sous Vide sellesse. Seadke see 186 F.

Lisa brokoli, või ja köögiviljapuljong. Asetage vaakumiga suletud kotti. Vabastage õhk veeväljasurve meetodil, sulgege ja kastke kott veevanni. Küpseta 45 minutit.

Kui taimer peatub, eemaldage kott ja tühjendage. Varuge keedumahlad. Aseta brokkoli blenderisse ja blenderda ühtlaseks massiks. Vala sisse veidi keedumahla. Maitsesta serveerimiseks soola ja pipraga.

Brokkolisupp punase pipraga

Valmistamine + küpsetusaeg: 1 tund ja 25 minutit | Portsjonid: 8)

Koostisained

2 supilusikatäit oliiviõli

1 suur sibul, tükeldatud

2 küüslauguküünt, viilutatud

soola maitse järgi

⅛ tl purustatud punase pipra helbeid

1 pea brokkoli, lõigatud õisikuteks

1 õun kooritud ja kuubikuteks lõigatud

6 tassi köögiviljapuljongit

juhiseid

Valmistage bain marie ja asetage Sous Vide sellesse. Seadke see 183 F.

Kuumuta pann keskmisel kuumusel koos õliga kuldseks. Prae sibulat, 1/4 supilusikatäit soola ja küüslauku 7 minutit. Lisa tšillihelbed ja sega korralikult läbi. Eemalda tulelt. Laske jahtuda.

Asetage õunasegu, brokkoli, sibul ja 1/4 supilusikatäit soola vaakumiga suletavasse kotti. Vabastage õhk veeväljasurve meetodil, sulgege ja kastke kott veevanni. Küpseta 1 tund.

Kui taimer peatub, eemaldage kott ja asetage see kastrulisse. Vala sisse köögiviljapuljong ja sega läbi. Maitsesta soolaga ja serveeri.

Miso maisi vürtspipar seesami ja meega

Ettevalmistus + küpsetusaeg: 45 minutit | Portsjonid: 4

Koostisained

4 maisi kõrva

6 supilusikatäit võid

3 spl punast misopastat

1 lusikas mett

1 tl vürtspipart

1 lusikas rapsiõli

1 murulauk, õhukeselt viilutatud

1 tl röstitud seesami

juhiseid

Valmistage bain marie ja asetage Sous Vide sellesse. Seadke 183 F. Puhastage mais ja lõigake ära tõlvikud. Tõsta iga maisi peale 2 supilusikatäit võid. Asetage vaakumiga suletud kotti. Vabastage õhk veeväljasurve meetodil, sulgege ja kastke kott veevanni. Küpseta 30 minutit.

Samal ajal sega kausis 4 sl võid, 2 sl misopastat, mesi, rapsiõli ja piment. Raputa korralikult. Pange see kõrvale. Kui taimer peatub, eemaldage kott ja sulgege mais. Määri peale miso segu. Kaunista seesamiõli ja murulauguga.

Kreemjas Gnocchi hernestega

Valmistamine + küpsetusaeg: 1 tund ja 50 minutit | Portsjonid: 2

Koostisained

1 pakk gnocchit

1 lusikas võid

½ magusat sibulat, õhukeseks viilutatud

Sool ja must pipar maitse järgi

½ tassi külmutatud herneid

¼ tassi hapukoort

½ tassi riivitud Pecorino Romano juustu

juhiseid

Valmistage bain marie ja asetage Sous Vide sellesse. Seadke 183 F. Asetage gnocchi vaakumiga suletavasse kotti. Vabastage õhk veeväljasurve meetodil, sulgege ja kastke kott veevanni. Küpseta 1 tund ja 30 minutit.

Kui taimer peatub, eemaldage kott ja asetage see kõrvale. Kuumuta pann keskmisel kuumusel võiga ja prae sibulat 3 minutit. Lisa külmutatud herned ja koor ning keeda. Kombineeri gnocchi koorekastmega, maitsesta pipra ja soolaga ning serveeri taldrikule.

Mesi ja rukola salat

Valmistamine + küpsetusaeg: 3 tundi ja 50 minutit | Portsjonid: 4

Koostisained

2 supilusikatäit mett

2 õuna, kivideta, poolitatud ja viilutatud

½ tassi kreeka pähkleid, röstitud ja hakitud

½ tassi riivitud Grana Padano juustu

4 tassi rukolat

meresool maitse järgi

<u>Kanda</u>

¼ tassi oliiviõli

1 spl valge veini äädikat

1 tl Dijoni sinepit

1 küüslauguküüs, hakitud

soola maitse järgi

juhiseid

Valmistage bain marie ja asetage Sous Vide sellesse. Seadke temperatuur 158 F. Asetage mesi klaasnõusse ja kuumutage 30 sekundit, lisage õunad ja segage hästi. Asetage see vaakumiga suletud kotti. Vabastage õhk veeväljasurve meetodil, sulgege ja kastke kott veevanni. Küpseta 30 minutit.

Kui taimer peatub, eemaldage kott ja asetage 5 minutiks jääveevanni. Tõsta 3 tunniks külmkappi. Sega kõik kastme koostisosad kannu ja loksuta korralikult läbi. Lase veidi aega külmkapis jahtuda.

Sega kausis rukola, kreeka pähklid ja Grana Padano juust. Lisa virsikuviilud. Katke sidemega. Maitsesta soola ja pipraga ning serveeri.

Krabi sidrunivõikastmega

Ettevalmistus + küpsetusaeg: 70 minutit | Portsjonid: 4

Koostisained

6 küüslauguküünt, hakitud
½ sidruni koor ja mahl
1 nael krabiliha
4 supilusikatäit võid

juhiseid

Valmistage bain marie ja asetage Sous Vide sellesse. Seadke temperatuur 137 F. Segage põhjalikult pool küüslaugust, sidrunikoorest ja pool sidrunimahlast. Pange see kõrvale. Asetage krabiliha, või ja sidruni segu vaakumiga suletud kotti. Vabastage õhk veeväljasurve meetodil, sulgege ja kastke kott veevanni. Küpseta 50 minutit. Kui taimer peatub, eemaldage kott. Visake keedumahlad ära.

Kuumuta pann keskmisel-madalal tulel ning vala sisse ülejäänud või, ülejäänud sidrunisegu ja järelejäänud sidrunimahl. Serveeri krabi neljas ramekiinis, piserdatud laimivõiga.

Northern Speedy Salmon

Valmistamine + küpsetusaeg: 30 minutit | Portsjonid: 4

Koostisained

1 lusikatäis oliiviõli
4 lõhefileed nahaga
Sool ja must pipar maitse järgi
1 sidruni koor ja mahl
2 spl kollast sinepit
2 supilusikatäit seesamiõli

juhiseid

Valmistage bain-marie ja asetage Sous Vide sellesse. Seadke temperatuurile 114 F. Maitsesta lõhe soola ja pipraga. Sega juurde sidrunikoor ja -mahl, õli ja sinep. Aseta lõhe 2 vaakumiga suletud kotti koos sinepiseguga. Vabastage õhk veeväljasurve meetodil, sulgege ja kastke kotid vanni. Küpseta 20 minutit. Kuumuta pannil seesamiõli. Kui taimer peatub, eemaldage lõhe ja kuivatage. Tõsta lõhe pannile ja prae 30 sekundit mõlemalt poolt.

Maitsev forell sinepi ja tamari kastmega

Valmistamine + küpsetusaeg: 35 minutit | Portsjonid: 4

Koostisained

¼ tassi oliiviõli

4 forellifileed, kooritud ja viilutatud

½ tassi tamari kastet

¼ tassi helepruuni suhkrut

2 küüslauguküünt, hakitud

1 spl Colemani sinepit

juhiseid

Valmistage bain-marie ja asetage Sous Vide sellesse. Seadke temperatuurini 130 F. Segage Tamari kaste, pruun suhkur, oliiviõli ja küüslauk. Aseta forell tamari seguga vaakumiga suletud kotti. Vabastage õhk veeväljasurve meetodil, sulgege ja kastke kott veevanni. Küpseta 30 minutit.

Kui taimer peatub, eemaldage forell ja kuivatage see köögirätikuga. Visake keedumahlad ära. Serveerimiseks kaunista tamari kastme ja sinepiga.

Seesami tuunikala ingveri kastmega

Ettevalmistus + küpsetusaeg: 45 minutit | Portsjonid: 6

Koostis:

Tuunikala:

3 tuunikala steiki

Sool ja must pipar maitse järgi

⅓ tassi oliiviõli

2 lusikatäit rapsiõli

½ tassi musta seesami

½ tassi valget seesami

Ingveri kaste:

1 tolline ingver, riivitud

2 šalottsibulat, hakitud

1 punane paprika, tükeldatud

3 supilusikatäit vett

2 ½ sidruni mahl

1 ½ supilusikatäit riisiäädikat

2 ½ supilusikatäit sojakastet

1 supilusikatäis kalakastet

1 ½ lusikatäit suhkrut

1 hunnik rohelisi salatilehti

Juhised:

Alusta kastmega: asetage väike kastrul madalale tulele ja lisage oliiviõli. Kui see on kuumutatud, lisage ingver ja pipar. Keeda 3 minutit Lisa suhkur ja äädikas, sega ja küpseta, kuni suhkur lahustub. Lisa vesi ja kuumuta keemiseni. Lisa sojakaste, kalakaste ja laimimahl ning küpseta 2 minutit. Broneeri jahtuda.

Tehke topeltkatel, asetage sinna Sous Vide ja seadke temperatuur 110 F. Maitsestage tuunikala soola ja pipraga ning asetage 3 eraldi vaakumkotti. Lisa õli, vabasta kotist õhk veeväljasurve meetodil, sulge ja kasta kott veevanni. Seadke taimer 30 minutile.

Kui taimer peatub, eemaldage ja avage kott. Tõsta tuunikala kõrvale. Asetage pann madalale kuumusele ja lisage rapsiõli. Kuumutamise ajal sega kausis seesamiseemned. Kuivatage tuunikala, katke need seesamiseemnetega ja praege pealt ja alt kuumutatud õlis, kuni seemned hakkavad röstima.

Lõika tuunikala õhukesteks ribadeks. Aseta vaagen salatiga ja laota tuunikala salatipeenrale. Serveeri eelroana ingverikastmega.

Taevalikud sidruni-küüslaugukrabirullid

Ettevalmistus + küpsetusaeg: 60 minutit | Portsjonid: 4

Koostisained

4 supilusikatäit võid

1 kg keedetud krabiliha

2 küüslauguküünt, hakitud

½ sidruni koor ja mahl

½ tassi majoneesi

1 apteegitilli sibul, tükeldatud

Sool ja must pipar maitse järgi

4 kuklit, jagatud, õlitatud ja röstitud

juhiseid

Valmistage bain-marie ja asetage Sous Vide sellesse. Seadke temperatuurile 137 F. Segage küüslauk, sidrunikoor ja 1/4 tassi sidrunimahla. Aseta krabiliha koos või-sidruniseguga vaakumkinnitatud kotti. Vabastage õhk veeväljasurve meetodil, sulgege ja kastke kott veevanni. Küpseta 50 minutit.

Kui taimer peatub, eemaldage kott ja kandke kaussi. Visake keedumahlad ära. Kombineeri krabiliha ülejäänud sidrunimahla, majoneesi, apteegitilli, tilli, soola ja pipraga. Täida rullid enne serveerimist krabilihaseguga.

Söestunud kaheksajalg, maitsestatud sidrunikastmega

Valmistamine + küpsetusaeg: 4 tundi ja 15 minutit | Portsjonid: 4

Koostisained

5 supilusikatäit oliiviõli
1 nael kaheksajala kombitsaid
Sool ja must pipar maitse järgi
2 supilusikatäit sidrunimahla
1 spl sidrunikoort
1 spl hakitud värsket peterselli
1 lusikas tüümiani
1 lusikas paprikat

juhiseid

Valmistage bain marie ja asetage Sous Vide sellesse. Seadke 179 F. Lõika kombitsad keskmise pikkusega pikkusteks. Maitsesta soola ja pipraga. Asetage pikkused koos oliiviõliga vaakumiga suletud kotti. Vabastage õhk veeväljasurve meetodil, sulgege ja kastke kott veevanni. Küpseta 4 tundi.

Kui taimer peatub, eemaldage kaheksajalg ja kuivatage köögirätikuga. Visake keedumahlad ära. Piserdage oliiviõliga.

Kuumuta grill keskmisel kuumusel ja prae kombitsaid mõlemalt poolt 10-15 sekundit. Pange see kõrvale. Sega hästi sidrunimahl, sidrunikoor, paprika, tüümian ja petersell. Kata kaheksajalg sidrunikastmega.

Kreooli krevetivardad

Ettevalmistus + küpsetusaeg: 50 minutit | Portsjonid: 4

Koostisained

1 sidruni koor ja mahl
6 supilusikatäit võid
2 küüslauguküünt, hakitud
Sool ja valge pipar maitse järgi
1 spl kreooli maitseainet
1½ kg krevette, puhastatud
1 sl hakitud värsket tilli + kaunistuseks
sidruni viilud

juhiseid

Valmistage bain marie ja asetage Sous Vide sellesse. Seadke see 137 F.

Sulata või pannil keskmisel kuumusel ja lisa küüslauk, kreoolimaitseaine, sidrunikoor ja -mahl, sool ja pipar. Küpseta 5 minutit, kuni või sulab. Broneerige ja laske jahtuda.

Aseta krevetid võiseguga vaakumiga suletud kotti. Vabastage õhk veeväljasurve meetodil, sulgege ja kastke kott veevanni. Küpseta 30 minutit.

Kui taimer peatub, eemaldage krevetid ja kuivatage paberrätikutega. Visake keedumahlad ära. Tõsta krevetid varrastele ja kaunista serveerimiseks tilli ja sidrunipigistusega.

Krevetid vürtsika kastmega

Ettevalmistus + küpsetusaeg: 40 minutit + jahutusaeg | Portsjonid: 5

Koostisained

2 naela krevette, puhastatud ja kooritud

1 tass tomatipüreed

2 spl mädarõikakastet

1 lusikatäis sidrunimahla

1 tl Tabasco kastet

Sool ja must pipar maitse järgi

juhiseid

Valmistage bain-marie ja asetage Sous Vide sellesse. Seadke temperatuur 137 F. Asetage krevetid vaakumiga suletavasse kotti. Vabastage õhk veeväljasurve meetodil, sulgege ja kastke kott vanni. Küpseta 30 minutit.

Kui taimer peatub, eemaldage kott ja asetage 10 minutiks jääveevanni. Lase 1-6 tundi külmkapis jahtuda. Sega hästi tomatipüree, mädarõikakaste, sojakaste, sidrunimahl, Tabasco kaste, sool ja pipar. Serveeri krevetid kastmega.

Paltus šalottsibula ja estragoniga

Ettevalmistus + küpsetusaeg: 50 minutit | Portsjonid: 2

Koostis:

2 kg merikeelefileed
3 oksakest estragonilehte
1 tl küüslaugupulbrit
1 tl sibulapulbrit
Sool ja valge pipar maitse järgi
2 ½ tl + 2 tl võid
2 šalottsibulat, kooritud ja poolitatud
2 oksa tüümiani
Kaunistamiseks sidruniviilud

Juhised:

Tehke topeltboiler, pange sinna Sous Vide ja seadke temperatuurini 124 F. Lõika paltusfileed igaüks kolmeks tükiks ja hõõruge soola, küüslaugupulbri, sibulapulbri ja pipraga. Aseta fileed, estragon ja 2½ teelusikatäit võid kolme erinevasse vaakumkinnitusega kotti. Vabastage õhk veeväljasurve meetodil ja sulgege kotid. Pange need veevanni ja küpseta 40 minutit.

Kui taimer peatub, eemaldage ja avage kotid. Tõsta pann madalale tulele ja lisa ülejäänud või. Pärast kuumutamist koorige hiidlestel ja kuivatage. Lisa hiidlest koos šalottsibula ja tüümianiga ning prae alt ja pealt krõbedaks. Kaunista sidruniviiludega. Serveeri aurutatud köögiviljade küljega.

Tursk ürdivõi ja sidruniga

Ettevalmistus + küpsetusaeg: 37 minutit | Portsjonid: 6

Koostisained

8 supilusikatäit võid

6 tursafileed

Sool ja must pipar maitse järgi

½ sidruni koor

1 spl hakitud värsket tilli

½ supilusikatäit hakitud värsket murulauku

½ supilusikatäit hakitud värsket basiilikut

½ supilusikatäit hakitud värsket salvei

juhiseid

Valmistage bain marie ja asetage Sous Vide sellesse. Seadke temperatuurile 134 F. Maitsesta tursk soola ja pipraga. Aseta tursk ja sidrunikoor õhukindlasse kotti.

Eraldi vaakumiga suletud kotti asetage või, pool tillist, murulauk, basiilik ja salvei. Vabastage õhk veeväljasurve meetodil, sulgege ja kastke mõlemad kotid veevanni. Küpseta 30 minutit.

Kui taimer peatub, eemaldage tursk ja kuivatage köögirätikuga. Visake keedumahlad ära. Eemaldage teisest kotist või ja valage see tursa peale. Kaunista ülejäänud tilliga.

Rühmitaja koos Beurre Nantaisega

Ettevalmistus + küpsetusaeg: 45 minutit | Portsjonid: 6

Koostis:

Rühmitaja:

2 kg rühmitaja, lõigatud 3 tükiks

1 tl köömne pulbrit

½ tl küüslaugupulbrit

½ tl sibulapulbrit

½ tl koriandri pulbrit

¼ tassi kalamaitseainet

¼ tassi pekaniõli

Sool ja valge pipar maitse järgi

Berre Blanc:

1 kg võid

2 supilusikatäit õunasiidri äädikat

2 šalottsibulat, hakitud

1 tl jahvatatud musta pipart

5 untsi rasket koort,

soola maitse järgi

2 tillioksa

1 spl sidrunimahla

1 spl kurkumipulbrit

Juhised:

Tehke topeltkatel, pange sinna Sous Vide ja seadke temperatuurini 132 F. Maitsesta tükid soola ja valge pipraga. Asetage vaakumiga suletavasse kotti, vabastage õhk veeväljasurve meetodil, sulgege ja kastke kott veevanni. Seadke taimer 30 minutile. Sega hulka köömned, küüslauk, sibul, koriander ja kalamaitseaine. Pange see kõrvale.

Vahepeal tee beurre blanc. Asetage pann keskmisele kuumusele ja lisage sibul, äädikas ja pipar. Keeda, kuni saad siirupi. Alanda kuumust ja lisa pidevalt segades või. Lisa till, sidrunimahl ja kurkumipulber, sega pidevalt ja küpseta 2 minutit. Lisa koor ja maitsesta soolaga. Küpseta 1 minut. Lülitage kuumus välja ja asetage kõrvale.

Kui taimer peatub, eemaldage ja avage kott. Asetage pann keskmisele kuumusele, lisage pekanipähkliõli. Kuivatage pann ja maitsestage vürtsiseguga ning praege neid kuumutatud õlis. Serveeri aurutatud spinati kõrvale aurutatud spinatit ja beurre nantaist.

tuunikala helbed

Valmistamine + küpsetusaeg: 1 tund ja 45 minutit | Portsjonid: 4

Koostis:

¼ kg tuunikala praad
1 tl rosmariini lehti
1 tl tüümiani lehti
2 tassi oliiviõli
1 küüslauguküüs, hakitud

Juhised:

Valmistage bain-marie, pange Sous Vide sellesse ja seadke temperatuur 135 F. Asetage tuunikala praad, sool, rosmariin, küüslauk, tüümian ja kaks supilusikatäit õli vaakumkinnitatud kotti. Vabastage õhk veeväljasurve meetodil, sulgege ja kastke kott veevanni. Seadke taimer 1 tund ja 30 minutit.

Kui taimer peatub, eemaldage kott. Aseta tuunikala kaussi ja tõsta kõrvale. Pane pann kõrgele tulele, lisa ülejäänud õli. Pärast kuumutamist vala tuunikala peale. Tükelda tuunikala kahe kahvliga. Tõsta üle ja säilita oliiviõliga õhukindlas anumas kuni nädal. Serveeri salatites.

võised kammkarbid

Ettevalmistus + küpsetusaeg: 55 minutit | Portsjonid: 3

Koostis:

½ kg kammkarpe
3 tl võid (2 tl küpsetamiseks + 1 tl praadimiseks)
Sool ja must pipar maitse järgi

Juhised:

Tehke veevann, pange sinna Sous Vide ja seadke temperatuur 140 F. Patsutage kammkarbid paberrätikuga kuivaks. Asetage kammkarbid, sool, 2 supilusikatäit võid ja pipar vaakumiga suletud kotti. Vabastage õhk veeväljasurve meetodil, sulgege ja kastke kott veevanni ning seadke taimer 40 minutile.

Kui taimer peatub, eemaldage ja avage kott. Patsuta kammkarbid paberrätikutega kuivaks ja tõsta kõrvale. Asetage pann keskmisele kuumusele ja ülejäänud või. Pärast sulamist praadige kammkarbid mõlemalt poolt kuldseks. Serveeri võiga määritud köögiviljasegu kõrvale.

piparmünt sardiinid

Valmistamine + küpsetusaeg: 1 tund ja 20 minutit | Portsjonid: 3

Koostis:

2 kilo sardiini
¼ tassi oliiviõli
3 küüslauguküünt, purustatud
1 suur sidrun, värskelt pressitud
2 oksa värsket piparmünti
Sool ja must pipar maitse järgi

Juhised:

Peske ja puhastage iga kala, kuid säilitage nahk. Kuivatage köögipaberiga.

Sega suures kausis oliiviõli küüslaugu, sidrunimahla, värske piparmündi, soola ja pipraga. Aseta sardiinid koos marinaadiga suurde vaakumkinnitusega kotti. Küpseta topeltkatlas üks tund temperatuuril 104 F. Eemaldage vannist ja tühjendage, kuid jätke kaste alles. Nirista kalale kastme ja aurutatud porru.

Kuldne valge veiniga

Valmistamine + küpsetusaeg: 2 tundi | Portsjonid: 2

Koostis:

1 nael merilatikat, umbes 1 tolli paksune, puhastatud

1 tass ekstra neitsioliiviõli

1 sidrun, pressitud

1 lusikas suhkrut

1 spl kuivatatud rosmariini

½ supilusikatäit kuivatatud oreganot

2 küüslauguküünt, purustatud

½ tassi valget veini

1 tl meresoola

Juhised:

Sega suures kausis oliiviõli sidrunimahla, suhkru, rosmariini, pune, purustatud küüslaugu, veini ja soolaga. Kasta kala sellesse segusse ja marineeri tund aega külmkapis. Võta külmkapist ja nõruta, kuid jäta serveerimiseks vedelik alles. Aseta fileed suurde vaakumiga suletud kotti ja sule. Küpseta sous vide't 40 minutit temperatuuril 122 F. Nirista ülejäänud marinaad fileedele ja serveeri.

Lõhe ja lehtkapsa salat avokaadoga

Valmistamine + küpsetusaeg: 1 tund | Portsjonid: 3

Koostis:

1 kg nahata lõhefilee

Sool ja must pipar maitse järgi

½ orgaanilist sidrunit, pressitud

1 lusikatäis oliiviõli

1 tass lehtkapsa lehti, riivitud

½ tassi röstitud porgandit, viilutatud

½ küpset avokaadot, lõigatud väikesteks kuubikuteks

1 spl värsket tilli

1 spl värskeid peterselli lehti

Juhised:

Maitsesta filee mõlemalt poolt soola ja pipraga ning aseta suurde lukuga kotti. Sulgege kott ja küpseta sous vide't 40 minutit temperatuuril 122 F. Eemaldage lõhe topeltkatlast ja asetage kõrvale.

Sega kausis sidrunimahl, näpuotsatäis soola ja must pipar ning lisa vähehaaval pidevalt segades oliiviõli. Lisa hakitud lehtkapsas ja viska, et see kataks ühtlaselt vinegretiga. Lisa röstitud porgand, avokaadod, till ja petersell. Kombineerimiseks segage õrnalt. Tõsta vaagnale ja serveeri koos lõhega.

Lõhe ingveriga

Ettevalmistus + küpsetusaeg: 45 minutit | Portsjonid: 4

Koostis:

4 lõhefileed, nahaga
2 supilusikatäit seesamiõli
1 ½ oliiviõli
2 spl ingverit, riivitud
2 supilusikatäit suhkrut

Juhised:

Tehke topeltboiler, pange sinna Sous Vide ja seadke see 124F peale. Maitsesta lõhe soola ja pipraga. Pange ülejäänud loetletud koostisosad kaussi ja segage.

Asetage lõhe ja suhkru segu kahte vaakumkinnitusega kotti, vabastage õhk veeväljasurve meetodil, sulgege ja kastke kott veevanni. Seadke taimer 30 minutile.

Kui taimer peatub, eemaldage ja avage kott. Asetage pann keskmisele kuumusele, asetage selle põhjale küpsetuspaber ja soojendage. Lisa lõhe, nahk allapoole, ja prae iga kord 1 minut. Serveeri võiga määritud brokoli kõrvale.

Rannakarbid värskes sidrunimahlas

Ettevalmistus + küpsetusaeg: 40 minutit | Portsjonid: 2

Koostis:

1 nael värskeid rannakarpe, raseeritud

1 keskmine sibul, kooritud ja peeneks hakitud

Küüslauguküüned, purustatud

½ tassi värskelt pressitud sidrunimahla

¼ tassi värsket peterselli, peeneks hakitud

1 spl rosmariini, peeneks hakitud

2 supilusikatäit oliiviõli

Juhised:

Asetage rannakarbid koos sidrunimahla, küüslaugu, sibula, peterselli, rosmariini ja oliiviõliga suurde vaakumiga suletavasse kotti. Küpseta sous vide't 30 minutit temperatuuril 122 F. Serveeri rohelise salatiga.

Ürdiga marineeritud tuunikala pihvid

Valmistamine + küpsetusaeg: 1 tund ja 25 minutit | Portsjonid: 5

Koostis:

2 naela tuunikala pihve, umbes 1 tolli paksused
1 tl kuivatatud tüümian, jahvatatud
1 tl värsket basiilikut, peeneks hakitud
¼ tassi hakitud murulauku
2 spl värsket peterselli, peeneks hakitud
1 spl värsket tilli, peeneks hakitud
1 tl värsket sidrunikoort
½ tassi seesamiseemneid
4 supilusikatäit oliiviõli
Sool ja must pipar maitse järgi

Juhised:

Loputa tuunikalafileed jooksva külma vee all ja patsuta majapidamispaberiga kuivaks. Pange see kõrvale.

Sega suures kausis tüümian, basiilik, murulauk, petersell, till, oliiviõli, sool ja pipar. Segage, kuni see on hästi segunenud, seejärel kastke praed sellesse marinaadi. Kata tihedalt kinni ja pane 30 minutiks külmkappi.

Asetage praed koos marinaadiga suurde vaakumkinnitusega kotti. Vajutage kotti õhu eemaldamiseks ja sulgege kaas. Küpseta sous vide't 40 minutit 131 kraadi juures.

Võta praed kotist välja ja tõsta köögipaberile. Kuivatage õrnalt ja eemaldage ürdid. Kuumuta pann kõrgele temperatuurile. Veereta praed seesamiseemnetes ja tõsta pannile. Küpseta 1 minut mõlemalt poolt ja eemalda tulelt.

Krabipihvid

Ettevalmistus + küpsetusaeg: 65 minutit | Portsjonid: 4

Koostis:

1 kilo krabiliha tükkidena
1 tass punast sibulat, peeneks hakitud
½ tassi peeneks hakitud punast paprikat
2 spl tšillipipart, peeneks hakitud
1 spl sellerilehti, peeneks hakitud
1 spl peterselli lehti, peeneks hakitud
½ tl estragoni, peeneks hakitud
Sool ja must pipar maitse järgi
4 supilusikatäit oliiviõli
2 lusikatäit mandlijahu
3 lahtiklopitud muna

Juhised:

Kuumuta pannil 2 spl oliiviõli ja lisa sibul. Prae läbipaistvaks ning lisa hakitud punane paprika ja pipar. Keeda 5 minutit, pidevalt segades.

Tõsta suurde kaussi. Lisa krabiliha, seller, petersell, estragon, sool, pipar, mandlijahu ja munad. Sega korralikult läbi ja vormi segust 2-

tollise läbimõõduga pätsikesed. Jagage pätsikesed õrnalt kahe vaakumiga suletud koti vahel ja sulgege. Küpseta sous vide'is 40 minutit temperatuuril 122 F.

Kuumutage ülejäänud õli mittenakkuval pannil kõrgel kuumusel. Eemaldage burgerid topeltkatlast ja pange pannile. Pruunista korraks mõlemalt poolt 3-4 minutit ja serveeri.

pipra tee

Valmistamine + küpsetusaeg: 1 tund ja 15 minutit | Portsjonid: 5

Koostis:

1 nael värskeid lõhnu

½ tassi sidrunimahla

3 küüslauguküünt, purustatud

1 lusikas soola

1 tass ekstra neitsioliiviõli

2 spl värsket tilli, peeneks hakitud

1 spl murulauku, hakitud

1 spl tšillipipart, jahvatatud

Juhised:

Loputa lõhnad külma jooksva vee all ja nõruta. Pange see kõrvale.

Sega suures kausis oliiviõli sidrunimahla, purustatud küüslaugu, meresoola, hakitud tilli, hakitud murulauku ja pipraga. Pane sellesse segusse sulad ja kata. Tõsta 20 minutiks külmkappi.

Eemaldage külmkapist ja asetage koos marinaadiga suurde vaakumkinnitusega kotti. Küpseta sous vide't 40 minutit temperatuuril 104 F. Eemaldage bain-marie'st ja nõrutage, säilitades vedeliku.

Kuumuta suur pann keskmisel kuumusel. Lisage lõhnad ja küpseta lühidalt, 3-4 minutit, keerates need ümber. Tõsta tulelt ja tõsta serveerimistaldrikule. Nirista marinaadiga üle ja serveeri kohe.

Marineeritud sägafileed

Valmistamine + küpsetusaeg: 1 tund ja 20 minutit | Portsjonid: 3

Koostis:

1 kilo sägafilee

½ tassi sidrunimahla

½ tassi peeneks hakitud peterselli lehti

2 küüslauguküünt, purustatud

1 tass sibul, peeneks hakitud

1 spl värsket tilli, peeneks hakitud

1 spl värskeid rosmariini lehti, peeneks hakitud

2 tassi värskelt pressitud õunamahla

2 supilusikatäit Dijoni sinepit

1 tass ekstra neitsioliiviõli

Juhised:

Sega suures kausis kokku sidrunimahl, petersellilehed, purustatud küüslauk, hakitud sibul, värske till, rosmariin, õunamahl, sinep ja oliiviõli. Vahusta, kuni see on hästi segunenud. Kastke filee sellesse segusse ja katke tiheda kaanega. Tõsta 30 minutiks külmkappi.

Eemaldage külmkapist ja asetage 2 vaakumiga suletud kotti. Sulgege ja küpseta sous vide 40 minutit temperatuuril 122 F. Eemaldage ja tühjendage; varu vedelikku. Serveeri oma vedelikuga üle niristatuna.

Krevettide salsa sidruniga

Valmistamine + küpsetusaeg: 35 minutit | Portsjonid: 4

Koostis:

12 suurt krevetti, kooritud ja puhastatud
1 lusikas soola
1 lusikas suhkrut
3 supilusikatäit oliiviõli
1 loorberileht
1 oksake peterselli, hakitud
2 supilusikatäit sidrunikoort
1 spl sidrunimahla

Juhised:

Tehke bain marie, pange sinna Sous Vide ja seadke temperatuurini 156 F. Lisage kaussi krevetid, sool ja suhkur, segage ja laske 15 minutit seista. Aseta krevetid, loorberileht, oliiviõli ja sidrunikoor vaakumiga suletud kotti. Vabastage õhk veeväljasurve meetodil ja tihendage. Kastke vanni ja küpseta 10 minutit. Kui taimer peatub, eemaldage ja avage kott. Täida krevetid ja vesi sidrunimahlaga.

Sous Vide hiidlest

Valmistamine + küpsetusaeg: 1 tund ja 20 minutit | Portsjonid: 4

Koostis:

1 nael merikeelefilee

3 supilusikatäit oliiviõli

¼ tassi šalottsibulat, peeneks hakitud

1 tl värsket sidrunikoort

½ tl kuivatatud tüümiani, jahvatatud

1 spl värsket peterselli, peeneks hakitud

1 tl värsket tilli, peeneks hakitud

Sool ja must pipar maitse järgi

Juhised:

Loputage kala külma jooksva vee all ja kuivatage majapidamispaberiga. Lõika õhukesteks viiludeks, puista üle rohkelt soola ja pipraga. Pange suurde vaakumkinnitusega kotti ja lisage kaks supilusikatäit oliiviõli. Maitsesta murulaugu, tüümiani, peterselli, tilli, soola ja pipraga.

Vajutage kotti õhu eemaldamiseks ja sulgege kaas. Raputage kotti, et kõik fileed oleksid vürtsidega kaetud, ja asetage enne küpsetamist 30 minutiks külmkappi. Küpseta sous vide't 40 minutit temperatuuril 131 F.

Eemaldage kott veest ja laske sellel veidi jahtuda. Aseta majapidamispaberile ja nõruta. Eemaldage maitsetaimed.

Kuumuta ülejäänud õli suurel pannil kõrgel kuumusel. Lisa filee ja küpseta 2 minutit. Keera fileed ja küpseta umbes 35-40 sekundit, seejärel tõsta tulelt. Tõsta kala uuesti paberrätikule ja eemalda liigne rasv. Serveeri kohe.

Sidrunivõi tald

Ettevalmistus + küpsetusaeg: 45 minutit | Portsjonid: 3

Koostis:

3 tallafileed
1 ½ supilusikatäit soolamata võid
¼ tassi sidrunimahla
½ tl sidrunikoort
sidrunipipart maitse järgi
Kaunistuseks 1 oksake peterselli

Juhised:

Tehke veevann, pange sinna Sous Vide ja seadke temperatuurini 132 F. Kuivatage tald ja asetage 3 eraldi vaakumkinnitusega kotti. Vabastage õhk veeväljasurve meetodil ja sulgege kotid. Kastke basseini ja seadke taimer 30 minutile.

Asetage väike pann keskmisele kuumusele, lisage või. Kui see on sulanud, eemaldage see tulelt. Lisa sidrunimahl ja sidrunikoor ning sega läbi.

Kui taimer peatub, eemaldage ja avage kott. Tõsta tallafileed serveerimistaldrikutele, nirista peale võikastet ja kaunista peterselliga. Serveeri aurutatud roheliste köögiviljade kõrvale.

Tursahautis basiilikuga

Ettevalmistus + küpsetusaeg: 50 minutit | Portsjonid: 4

Koostis:

1 nael tursafilee
1 tass röstitud tomateid
1 spl basiilikut, kuivatatud
1 tass kalapuljongit
2 lusikatäit tomatipastat
3 sellerivart, peeneks hakitud
1 porgand, viilutatud
¼ tassi oliiviõli
1 sibul, peeneks hakitud
½ tassi nööbi seeni

Juhised:

Kuumuta suurel pannil keskmisel kuumusel õli. Lisa seller, sibul ja porgand. Prae 10 minutit. Eemaldage kuumusest ja viige koos teiste koostisosadega vaakumkinnitatud kotti. Küpseta sous vide'is 40 minutit temperatuuril 122 F.

Lihtne Tilapia

Valmistamine + küpsetusaeg: 1 tund ja 10 minutit | Portsjonid: 3

Koostisained

3 (4 untsi) tilapia fileed
3 supilusikatäit võid
1 spl õunasiidri äädikat
Sool ja must pipar maitse järgi

Juhised:

Tehke topeltboiler, asetage Sous Vide sellesse ja seadke temperatuurini 124 F. Maitsestage tilapia pipra ja soolaga ning asetage vaakumiga suletavasse kotti. Vabastage õhk veeväljasurve meetodil ja sulgege kott. Kastke see basseini ja seadke taimer 1 tunni peale.

Kui taimer peatub, eemaldage ja avage kott. Asetage pann keskmisele kuumusele ning lisage või ja äädikas. Keeda ja sega pidevalt, et vähendada äädikat poole võrra. Lisa tilapia ja pruunista kergelt. Maitsesta soola ja pipraga vastavalt soovile. Serveeri võiga määritud köögiviljade küljega.

Lõhe spargliga

Ettevalmistus + küpsetusaeg: 3 tundi ja 15 minutit | Portsjonid: 6

Koostis:

1 kg metsiku lõhefilee
1 lusikatäis oliiviõli
1 spl kuivatatud pune
12 keskmist sparglit
4 valge sibula rõngast
1 supilusikatäis värsket peterselli
Sool ja must pipar maitse järgi

Juhised:

Maitsesta filee mõlemalt poolt pune, soola ja pipraga ning pintselda kergelt oliiviõliga.

Asetage koos teiste koostisosadega suurde suletud vaakumisse. Sega kausis kõik vürtsid. Hõõru seguga ühtlaselt pihvi mõlemale poolele ja aseta suurde vaakumkinnitusega kotti. Sulgege kott ja küpseta sous vide't 3 tundi temperatuuril 136 F.

makrelli karri

Ettevalmistus + küpsetusaeg: 55 minutit | Portsjonid: 3

Koostis:

3 makrellifileed, pead eemaldatud
3 supilusikatäit karripastat
1 lusikatäis oliiviõli
Sool ja must pipar maitse järgi

Juhised:

Tehke topeltboiler, pange sinna Sous Vide ja seadke temperatuur 120 F. Maitsestage makrell pipra ja soolaga ning asetage vaakumiga suletavasse kotti. Vabastage õhk veeväljasurve meetodil, sulgege see ja kastke see veevanni ning seadke taimer 40 minutile.

Kui taimer peatub, eemaldage ja avage kott. Asetage pann keskmisele kuumusele, lisage oliiviõli. Määri makrell karripulbriga (ära kuivata makrelli)

Pärast kuumutamist lisage makrell ja praege kuldpruuniks. Serveeri aurutatud roheliste lehtköögiviljade kõrvale.

rosmariini kalmaar

Valmistamine + küpsetusaeg: 1 tund ja 15 minutit | Portsjonid: 3

Koostis:

1 kg värsket kalmaari tervena
½ tassi ekstra neitsioliiviõli
1 spl roosa Himaalaja soola
1 spl kuivatatud rosmariini
3 küüslauguküünt, purustatud
3 kirsstomatit, pooleks lõigatud

Juhised:

Peske iga kalmaari hästi jooksva vee all. Terava noaga eemaldage pead ja puhastage iga kalmaar.

Sega suures kausis oliiviõli soola, kuivatatud rosmariini, kirsstomatite ja purustatud küüslauguga. Kasta kalmaar sellesse segusse ja pane 1 tunniks külmkappi. Seejärel eemalda ja nõruta. Asetage kalmaar ja kirsstomatid suurde vaakumiga suletud kotti. Küpseta sous vide'is üks tund temperatuuril 136 F.

Praetud sidrunkrevetid

Ettevalmistus + küpsetusaeg: 50 minutit | Portsjonid: 3

Koostis:

1 nael krevette, kooritud ja puhastatud
3 supilusikatäit oliiviõli
½ tassi värskelt pressitud sidrunimahla
1 küüslauguküüs, purustatud
1 tl värsket rosmariini, purustatud
1 tl meresoola

Juhised:

Sega oliiviõli sidrunimahla, purustatud küüslaugu, rosmariini ja soolaga. Köögipintsli abil määri segu igale krevetile ja aseta suurde vaakumkinnitusega kotti. Küpseta sous vide'is 40 minutit temperatuuril 104 F.

Grillitud kaheksajalg

Valmistamine + küpsetusaeg: 5 tundi ja 20 minutit | Portsjonid: 3

Koostis:

½ kg keskmised kaheksajala kombitsad, blanšeeritud
Sool ja must pipar maitse järgi
3 spl + 3 spl oliiviõli
2 supilusikatäit kuivatatud oreganot
2 oksa värsket peterselli, hakitud
Jää jäävanni jaoks

Juhised:

Tehke topeltboiler, pange sinna Sous Vide ja seadke see 171 F-ni.

Asetage kaheksajalg, sool, 3 tl oliiviõli ja pipar vaakumiga suletud kotti. Vabastage õhk veeväljasurve meetodil, sulgege ja kastke kott veevanni. Seadke taimer 5 tunni peale.

Kui taimer peatub, eemaldage kott ja katke jäävanni. Pange see kõrvale. Kuumuta grill.

Kui grill on kuum, tõsta kaheksajalg taldrikule, lisa 3 spl oliiviõli ja masseeri. Grilli kaheksajalg mõlemalt poolt korralikult pruuniks. Laota kaheksajalg ning kaunista peterselli ja punedega. Serveeri magusa ja vürtsika dipikastmega.

metsiku lõhe praed

Valmistamine + küpsetusaeg: 1 tund ja 25 minutit | Portsjonid: 4

Koostis:

2 kilo metsiku lõhe praed
3 küüslauguküünt, purustatud
1 spl värsket rosmariini, peeneks hakitud
1 spl värskelt pressitud sidrunimahla
1 spl värskelt pressitud apelsinimahla
1 tl apelsini koort
1 tl roosat Himaalaja soola
1 tass kalapuljongit

Juhised:

Kombineeri apelsinimahl sidrunimahla, rosmariini, küüslaugu, apelsinikoore ja soolaga. Pintselda seguga iga praad üle ja pane 20 minutiks külmkappi. Tõsta suurde vaakumiga suletud kotti ja lisa kalapuljong. Sulgege kott ja küpseta sous vide't 50 minutit temperatuuril 131 F.

Kuumuta suur nakkumatu pann. Eemaldage praed vaakumiga suletud kotist ja grillige mõlemalt poolt 3 minutit, kuni need on kergelt söestunud.

Tilapia hautis

Ettevalmistus + küpsetusaeg: 65 minutit | Portsjonid: 3

Koostis:

1 kg tilapiafilee

½ tassi sibulat, peeneks hakitud

1 tass porgandit, peeneks hakitud

½ tassi koriandri lehti, peeneks hakitud

3 küüslauguküünt, peeneks hakitud

1 tass peeneks hakitud rohelist paprikat

1 tl Itaalia maitseainesegu

1 tl Cayenne'i pipart

½ tl pipart

1 tass värsket tomatimahla

Sool ja must pipar maitse järgi

3 supilusikatäit oliiviõli

Juhised:

Kuumuta õli keskmisel kuumusel. Lisa hakitud sibul ja prae läbipaistvaks.

Nüüd lisage paprika, porgand, küüslauk, koriander, Itaalia maitseainesegu, Cayenne'i pipar, pipar, sool ja must pipar. Sega korralikult läbi ja küpseta veel kümme minutit.

Tõsta tulelt ja tõsta koos tomatimahla ja tilapiafileega suurde vaakumiga suletud kotti. Küpseta sous vide'i 50 minutit temperatuuril 122 F. Eemaldage bain-marie'st ja serveerige.

Võine kukeseen pipraga

Valmistamine + küpsetusaeg: 1 tund ja 30 minutit | Portsjonid: 2

Koostis:

4 untsi konserveeritud kukeseeni

¼ tassi kuiva valget veini

1 sellerivars, tükeldatud

1 mandioquinha kuubikutena

1 neljandikku lõigatud šalottsibul

1 loorberileht

1 spl musta pipart

1 lusikatäis oliiviõli

8 spl võid, toasoe

1 spl hakitud värsket peterselli

2 küüslauguküünt, hakitud

soola maitse järgi

1 tl värskelt jahvatatud musta pipart

¼ tassi panko riivsaia

1 baguette, viilutatud

Juhised:

Valmistage bain marie ja asetage Sous Vide sellesse. Seadke temperatuur 154 F. Asetage kukeseened, šalottsibul, seller, pastinaak, vein, pipar, oliiviõli ja loorberileht vaakumiga suletavasse kotti. Vabastage õhk veeväljasurve meetodil, sulgege ja kastke kott veevanni. Küpseta 60 minutit.

Valage segisti abil või, petersell, sool, küüslauk ja must pipar. Sega keskmisel kiirusel kuni segunemiseni. Aseta segu kilekotti ja rulli kokku. Viige see külmkappi ja laske jahtuda.

Kui taimer peatub, eemaldage tigu ja köögiviljad. Visake keedumahlad ära. Kuumuta pann kõrgel kuumusel. Määri kukeseened võiga, puista peale riivsaia ja küpseta 3 minutit, kuni need on sulanud. Serveeri sooja baguette'i viiludega.

koriandri forell

Ettevalmistus + küpsetusaeg: 60 minutit | Portsjonid: 4

Koostis:

2 naela forell, 4 tükki
5 küüslauguküünt
1 spl meresoola
4 supilusikatäit oliiviõli
1 tass koriandri lehti, peeneks hakitud
2 spl rosmariini, peeneks hakitud
¼ tassi värskelt pressitud sidrunimahla

Juhised:

Puhastage ja peske kala hästi. Kuivatage majapidamispaberiga ja hõõruge soolaga. Kombineeri küüslauk oliiviõli, koriandri, rosmariini ja sidrunimahlaga. Kasutage segu iga kala täitmiseks. Asetage eraldi vaakumiga suletud kotti ja sulgege. Küpseta sous vide't 45 minutit temperatuuril 131 F.

Kalmaari rõngad

Valmistamine + küpsetusaeg: 1 tund ja 25 minutit | Portsjonid: 3

Koostis:

2 tassi kalmaari rõngaid
1 spl värsket rosmariini
Sool ja must pipar maitse järgi
½ tassi oliiviõli

Juhised:

Kombineerige kalmaarirõngad rosmariini, soola, pipra ja õliga suures puhtas kilekotis. Sulgege kott ja raputage paar korda, et see kataks hästi. Viige suurde vaakumiga suletavasse kotti ja sulgege. Küpseta sous vide'i 1 tund 10 minutit temperatuuril 131 F. Eemaldage basseinist ja serveerige.

Krevettide ja avokaado salat

Ettevalmistus + küpsetusaeg: 45 minutit | Portsjonid: 4

Koostis:

1 hakitud punane sibul
2 sidruni mahl
1 lusikatäis oliiviõli
¼ teelusikatäit meresoola
⅛ tl valget pipart
1 nael tooreid krevette, kooritud ja puhastatud
1 tükeldatud tomat
1 avokaado kuubikutena
1 roheline paprika, seemnetest puhastatud ja tükeldatud
1 spl hakitud koriandrit

Juhised:

Valmistage bain marie ja asetage Sous Vide sellesse. Seadke see 148 F.

Asetage sidrunimahl, punane sibul, meresool, valge pipar, oliiviõli ja krevetid vaakumiga suletavasse kotti. Vabastage õhk veeväljasurve meetodil, sulgege ja kastke kott veevanni. Küpseta 24 minutit.

Kui taimer peatub, eemaldage kott ja asetage 10 minutiks jääveevanni. Sega kausis tomatid, avokaado, roheline pipar ja koriander. Vala koti sisu ülevalt.

Võine merilatikas safrani tsitruselise kastmega

Ettevalmistus + küpsetusaeg: 55 minutit | Portsjonid: 4

Koostisained

4 tükki puhast snapperit

2 supilusikatäit võid

Sool ja must pipar maitse järgi

Tsitruskastme jaoks

1 sidrun

1 greip

1 sidrun

3 apelsini

1 tl Dijoni sinepit

2 lusikatäit rapsiõli

1 kollane sibul

1 suvikõrvits kuubikutena

1 tl safrani niidid

1 tl tükeldatud tšillipipart

1 lusikas suhkrut

3 tassi kalapuljongit

3 spl hakitud koriandrit

juhiseid

Valmistage bain marie ja asetage Sous Vide sellesse. Seadke temperatuurile 132 F. Maitsesta snapperfileed soola ja pipraga ning asetage vaakumiga suletavasse kotti. Vabastage õhk veeväljasurve meetodil, sulgege ja kastke kott veevanni. Küpseta 30 minutit.

Koori puuviljad ja tükelda kuubikuteks. Kuumuta pannil õli keskmisel kuumusel ning lisa sibul ja suvikõrvits. Prae 2-3 minutit. Lisa marjad, safran, pipar, sinep ja suhkur. Küpseta veel 1 minut. Sega juurde kalapuljong ja keeda 10 minutit. Kaunista koriandriga ja tõsta kõrvale. Kui taimer peatub, eemaldage kala ja tõstke taldrikule. Nirista üle safrani-tsitruselise kastmega ja serveeri.

Tursafilee seesamikoorega

Ettevalmistus + küpsetusaeg: 45 minutit | Portsjonid: 2

Koostisained

1 suur tursafilee
2 supilusikatäit seesamipastat
1 ½ supilusikatäit pruuni suhkrut
2 supilusikatäit kalakastet
2 supilusikatäit võid
seesamiseemned

juhiseid

Valmistage bain marie ja asetage Sous Vide sellesse. Seadke see väärtusele 131 F.

Leota tursk pruuni suhkru, seesamipasta ja kalakastme seguga. Asetage vaakumiga suletud kotti. Vabastage õhk veeväljasurve meetodil, sulgege ja kastke kott veevanni. Küpseta 30 minutit. Sulata või pannil keskmisel kuumusel.

Kui taimer peatub, eemaldage tursk ja kandke pannile ning sulgege 1 minut. Serveeri vaagnal. Valage keedumahlad pannile ja keetke, kuni see on vähenenud. Lisa 1 spl võid ja sega. Kata tursk kastmega ja kaunista seesamiseemnetega. Serveeri riisiga.

Kreemjas lõhe spinati ja sinepikastmega

Ettevalmistus + küpsetusaeg: 55 minutit | Portsjonid: 2

lKoostisained

4 nahata lõhefileed
1 suur hunnik spinatit
½ tassi Dijoni sinepit
1 tass piimakoort
1 tass pool ja pool koort
1 spl sidrunimahla
Sool ja must pipar maitse järgi

juhiseid

Valmistage bain marie ja asetage Sous Vide sellesse. Seadke temperatuur 115 F. Asetage soolaga maitsestatud lõhe vaakumiga suletud kotti. Vabastage õhk veeväljasurve meetodil, sulgege ja kastke kott veevanni. Küpseta 45 minutit.

Kuumuta pann keskmisel kuumusel ja küpseta spinat pehmeks. Alanda kuumust ja vala sisse sidrunimahl, pipar ja sool. Jätkake küpsetamist. Kuumuta pann keskmisel kuumusel ning sega hulka pool- ja poolkoor ning Dijoni sinep. Alanda kuumust ja küpseta. Maitsesta soola ja pipraga. Kui taimer peatub, eemalda lõhe ja tõsta taldrikule. Nirista üle kastmega. Serveeri spinatiga.

Paprika kammkarbid värske salatiga

Ettevalmistus + küpsetusaeg: 55 minutit | Portsjonid: 4

Koostisained

1 nael kammkarpe

1 tl küüslaugupulbrit

½ tl sibulapulbrit

½ tl paprikat

¼ tl Cayenne'i pipart

Sool ja must pipar maitse järgi

<u>Salat</u>

3 tassi maisiterad

½ liitrit pooleks lõigatud kirsstomateid

1 kuubikuteks lõigatud punane paprika

2 spl hakitud värsket peterselli

<u>Kanda</u>

1 lusikatäis värsket basiilikut

1 neljandikku lõigatud sidrun

juhiseid

Valmistage bain marie ja asetage Sous Vide sellesse. Seadke see väärtusele 122 F.

Asetage kammkarbid vaakumiga suletud kotti. Maitsesta soola ja pipraga. Sega kausis küüslaugupulber, paprika, sibulapulber ja cayenne'i pipar. Vala sisse. Vabastage õhk veeväljasurve meetodil, sulgege ja kastke kott veevanni. Küpseta 30 minutit.

Samal ajal soojendage ahi temperatuurini 400 F. Asetage küpsetusplaadile maisiterad ja punane pipar. Piserda peale oliiviõli ning maitsesta soola ja pipraga. Küpseta 5-10 minutit. Tõsta kaussi ja sega peterselliga. Sega kausis kastme ained korralikult läbi ja vala maisiteradele.

Kui taimer peatub, eemaldage kott ja asetage see kuumale pannile. Sulgege 2 minutit mõlemalt poolt. Serveeri vaagnal, kammkarbid ja salat. Kaunista basiiliku ja sidruniviiludega.

Vürtsikad kammkarbid mangoga

Ettevalmistus + küpsetusaeg: 50 minutit | Portsjonid: 4

Koostisained

1 nael suuri kammkarpe

1 lusikas võid

Kaste

1 spl sidrunimahla

2 supilusikatäit oliiviõli

kaunistama, kaunistama, kaunistama

1 spl laimi koort

1 spl apelsini koort

1 tass tükeldatud mangot

1 serrano pipar, õhukeselt viilutatud

2 spl hakitud piparmündilehti

juhiseid

Asetage kammkarbid vaakumiga suletud kotti. Maitsesta soola ja pipraga. Lase üleöö külmikus jahtuda. Valmistage bain marie ja asetage Sous Vide sellesse. Seadke 122 F. Vabastage õhk veeväljasurve meetodil, sulgege ja kastke kott veevanni. Küpseta 15-35 minutit.

Kuumuta pann keskmisel kuumusel. Sega kausis kastme ained korralikult läbi. Kui taimer peatub, eemaldage kammkarbid ja pange need pannile ning praege kuldpruuniks. Serveeri taldrikul. Nirista peale kaste ja lisa kaunistuse ained.

Porrulauk ja krevetid sinepivinegretiga

Valmistamine + küpsetusaeg: 1 tund ja 20 minutit | Portsjonid: 4

IKoostisained

6 porrut
5 supilusikatäit oliiviõli
Sool ja must pipar maitse järgi
1 šalottsibul, hakitud
1 spl riisiäädikat
1 tl Dijoni sinepit
1/3 naela keedetud pruunid krevetid
hakitud värske petersell

juhiseid

Valmistage bain marie ja asetage Sous Vide sellesse. Seadke see 183 F.

Lõika porru pealmine osa ära ja eemalda alumised osad. Peske neid külmas vees ja piserdage 1 spl oliiviõliga. Maitsesta soola ja pipraga. Asetage vaakumiga suletud kotti. Vabastage õhk veeväljasurve meetodil, sulgege ja kastke kott veevanni. Küpseta 1 tund.

Vahepeal segage vinegreti jaoks kausis šalottsibul, Dijoni sinep, äädikas ja 1/4 tassi oliiviõli. Maitsesta soola ja pipraga. Kui taimer peatub, eemaldage kott ja asetage jääveevanni. Laske jahtuda. Aseta porru 4 taldrikule ja maitsesta soolaga. Lisa krevetid ja nirista peale vinegretti. Kaunista peterselliga.

Krevetisupp kookospähkliga

Ettevalmistus + küpsetusaeg: 55 minutit | Portsjonid: 6

Koostisained

8 suurt toorest krevetti, kooritud ja soontega

1 lusikas võid

Sool ja must pipar maitse järgi

supi jaoks

1 kilo suvikõrvitsat

4 supilusikatäit sidrunimahla

2 kollast sibulat, hakitud

1-2 väikest punast paprikat, peeneks hakitud

1 sidrunheina vars, ainult valge osa, tükeldatud

1 supilusikatäis krevetipastat

1 lusikas suhkrut

1½ tassi kookospiima

1 tl tamarindipastat

1 tass vett

½ tassi kookoskoort

1 supilusikatäis kalakastet

2 spl värsket basiilikut, hakitud

juhiseid

Valmistage bain marie ja asetage Sous Vide sellesse. Seadke temperatuur 142 F. Asetage krevetid ja või vaakumiga suletavasse kotti. Maitsesta soola ja pipraga. Vabastage õhk veeväljasurve meetodil, sulgege ja kastke kott veevanni. Küpseta 15-35 minutit.

Vahepeal koorige suvikõrvits ja visake seemned ära. Haki kuubikuteks. Lisa köögikombainis sibul, sidrunhein, pipar, krevetipasta, suhkur ja 1/2 tassi kookospiima. Vahusta, kuni saad püree.

Kuumuta pajaroog madalal kuumusel ja sega hulka sibulasegu, ülejäänud kookospiim, tamarindipasta ja vesi. Lisa suvikõrvits ja küpseta 10 minutit.

Kui taimer peatub, eemaldage krevetid ja pange supile. Vahusta kookoskoor, laimimahl ja basiilik. Serveeri supikaussides.

Mesi lõhe Soba nuudlitega

Ettevalmistus + küpsetusaeg: 40 minutit | Portsjonid: 4

Koostisained

lõhe

6 untsi lõhefileed, nahaga

Sool ja must pipar maitse järgi

1 tl seesamiõli

1 tass oliiviõli

1 spl värsket ingverit, riivitud

2 supilusikatäit mett

seesami soba

4 untsi kuivi soba nuudleid

1 lusikas viinamarjaseemneõli

2 küüslauguküünt, hakitud

½ pea lillkapsast

3 lusikatäit tahini

1 tl seesamiõli

2 supilusikatäit oliiviõli

¼ pressitud sidrunit

1 viilutatud rohelise sibula vars

¼ tassi koriandrit, jämedalt hakitud

1 tl röstitud mooniseemneid

Kaunistamiseks laimiviilud

Kaunistamiseks seesamiseemned

2 supilusikatäit koriandrit, hakitud

juhiseid

Valmistage bain marie ja asetage Sous Vide sellesse. Seadke temperatuurile 123 F. Maitsesta lõhe soola ja pipraga. Sega kausis seesamiõli, oliiviõli, ingver ja mesi. Aseta lõhe ja segu vaakumiga suletud kotti. Tasakaalus hästi. Vabastage õhk veeväljasurve meetodil, sulgege ja kastke kott veevanni. Küpseta 20 minutit.

Vahepeal valmista soba-nuudlid. Kuumuta pannil kõrgel kuumusel viinamarjaseemneõli ning prae lillkapsast ja küüslauku 6-8 minutit. Sega kausis hästi tahini, oliiviõli, seesamiõli, sidrunimahl, koriander, murulauk ja röstitud seesamiseemned. Nõruta pasta ja lisa lillkapsale.

Kuumuta pann kõrgel kuumusel. Kata küpsetuspaberilehega. Kui taimer peatub, eemaldage lõhe ja asetage see pannile. Grilli 1 minut. Serveeri pasta kahes kausis ja lisa lõhe. Kaunista sidruniviilude, mooniseemnete ja koriandriga.

Gurmee homaar majoneesiga

Ettevalmistus + küpsetusaeg: 40 minutit | Portsjonid: 2

Koostisained

2 homaari saba
1 lusikas võid
2 magusat sibulat, hakitud
3 supilusikatäit majoneesi
soola maitse järgi
Näputäis musta pipart
2 supilusikatäit sidrunimahla

juhiseid

Valmistage bain marie ja asetage Sous Vide sellesse. Seadke see 138 F.

Kuumuta potis vett kõrgel kuumusel keemiseni. Avage homaari sabade kestad ja kastke need vette. Küpseta 90 sekundit. Viige jääveevanni. Lase 5 minutit jahtuda. Murra kestad ja eemalda sabad.

Asetage võiga määritud sabad vaakumiga suletud kotti. Vabastage õhk veeväljasurve meetodil, sulgege ja kastke kott veevanni. Küpseta 25 minutit.

Kui taimer peatub, eemaldage sabad ja kuivatage. Küljeiste. Lase 30 minutit jahtuda. Sega kausis majonees, magus sibul, pipar ja sidrunimahl. Haki sabad, lisa majoneesisegule ja sega korralikult läbi. Serveeri röstitud saiaga.

Kreveti kokteilipidu

Ettevalmistus + küpsetusaeg: 40 minutit | Portsjonid: 2

Koostisained

1 nael krevette, kooritud ja puhastatud
Sool ja must pipar maitse järgi
4 spl värsket tilli, hakitud
1 lusikas võid
4 supilusikatäit majoneesi
2 spl rohelist sibulat, hakitud
2 tl värskelt pressitud sidrunimahla
2 supilusikatäit tomatipüreed
1 spl tabasco kastet
4 piklikku õhtusöögirulli
8 salatilehte
½ sidruni viiludeks lõigatud

juhiseid

Valmistage bain marie ja asetage Sous Vide sellesse. Seadke temperatuurini 149 F. Maitsestamiseks segage majonees, murulauk, laimimahl, tomatipüree ja Tabasco kaste. Maitsesta soola ja pipraga.

Aseta krevetid ja maitseained vaakumkinnitusega kotti. Lisa igale pakikesele 1 sl tilli ja 1/2 sl võid. Vabastage õhk veeväljasurve meetodil, sulgege ja kastke kott veevanni. Küpseta 15 minutit.

Kuumuta ahi temperatuurini 400 F. ja küpseta rulle 15 minutit. Kui taimer peatub, eemaldage kott ja tühjendage. Aseta krevetid kastmega kaussi ja sega korralikult läbi. Serveeri sidrunisalatirullide peale.

Herby sidrunilõhe

Ettevalmistus + küpsetusaeg: 45 minutit | Portsjonid: 2

Koostisained

2 nahata lõhefileed
Sool ja must pipar maitse järgi
¾ tassi ekstra neitsioliiviõli
1 šalottsibul, lõigatud õhukesteks rõngasteks
1 spl basiilikulehti, kergelt hakitud
1 tl vürtspipart
3 untsi segatud rohelisi
1 sidrun

juhiseid

Valmistage bain marie ja asetage Sous Vide sellesse. Seadke see 128 F.

Aseta lõhe ning maitsesta soola ja pipraga vaakumkinnitatud kotti. Lisa sibularõngad, oliiviõli, vürtspipar ja basiilik. Vabastage õhk veeväljasurve meetodil, sulgege ja kastke kott veevanni. Küpseta 25 minutit.

Kui taimer peatub, eemaldage kott ja viige lõhe taldrikule. Sega juurde keedumahlad vähese sidrunimahlaga ja tõsta peale lõhefileed. Serveeri.

Soolavõitu homaari sabad

Valmistamine + küpsetusaeg: 1 tund ja 10 minutit | Portsjonid: 2

Koostisained

8 supilusikatäit võid
2 homaari saba, kestad eemaldatud
2 oksa värsket estragoni
2 lusikatäit salvei
soola maitse järgi
sidruni viilud

juhiseid

Valmistage bain marie ja asetage Sous Vide sellesse. Seadke see väärtusele 134 F.

Asetage homaari sabad, või, sool, salvei ja estragon vaakumiga suletavasse kotti. Vabastage õhk veeväljasurve meetodil, sulgege ja kastke kott veevanni. Küpseta 60 minutit.

Kui taimer peatub, eemaldage kott ja asetage homaar taldrikule. Puista peale võid. Kaunista sidruniviiludega.

Tai lõhe lillkapsa ja munanuudlitega

Ettevalmistus + küpsetusaeg: 55 minutit | Portsjonid: 2

Koostisained

2 lõhefileed nahaga
Sool ja must pipar maitse järgi
1 lusikatäis oliiviõli
4½ spl sojakastet
2 spl hakitud värsket ingverit
2 õhukeselt viilutatud Tai tšillit
6 supilusikatäit seesamiõli
4 untsi valmistatud munanuudlid
6 untsi keedetud lillkapsa õisikuid
5 tl seesamiseemneid

juhiseid

Valmistage bain marie ja asetage Sous Vide sellesse. Seadke 149 F. Valmistage fooliumiga vooderdatud ahjuplaat ja asetage lõhe, maitsestage soola ja pipraga ning katke teise fooliumiga. Küpseta ahjus 30 minutit.

Tõsta küpsetatud lõhe vaakumiga suletud kotti. Vabastage õhk veeväljasurve meetodil, sulgege ja kastke kott veevanni. Küpseta 8 minutit.

Sega kausis ingver, tšilli, 4 spl sojakastet ja 4 sl seesamiõli. Kui taimer peatub, eemaldage kott ja viige lõhe nuudlikaussi. Kaunista röstitud seemnete ja lõhe nahaga. Piserdage ingveri-paprika kastmega ja serveerige.

Kerge meriahven tilliga

Valmistamine + küpsetusaeg: 35 minutit | Portsjonid: 3

Koostisained

1 nael Tšiili meriahven, nahata
1 lusikatäis oliiviõli
Sool ja must pipar maitse järgi
1 spl tilli

juhiseid

Valmistage bain marie ja asetage Sous Vide sellesse. Seadke temperatuurile 134 F. Maitsestage meriahven soola ja pipraga ning asetage vaakumiga suletavasse kotti. Lisa till ja oliiviõli. Vabastage õhk veeväljasurve meetodil, sulgege ja kastke kott veevanni. Küpseta 30 minutit. Kui taimer peatub, eemaldage kott ja viige meriahven taldrikule.

Magus tšillikrevett Frittata

Ettevalmistus + küpsetusaeg: 40 minutit | Portsjonid: 6

Koostisained

1½ kg krevette

3 kuivatatud punast paprikat

1 lusikatäis riivitud ingverit

6 küüslauguküünt, hakitud

2 supilusikatäit šampanjat

1 supilusikatäis sojakastet

2 supilusikatäit suhkrut

½ tl maisitärklist

3 rohelist sibulat, hakitud

juhiseid

Valmistage bain marie ja asetage Sous Vide sellesse. Seadke 135 F.

Sega ingver, küüslauguküüned, tšilli, šampanjavein, suhkur, sojakaste ja maisitärklis. Aseta kooritud krevetid koos seguga vaakumiga suletud kotti. Vabastage õhk veeväljasurve meetodil, sulgege ja sukeldage veevanni. Küpseta 30 minutit.

Asetage rohelised sibulad keskmisel kuumusel pannile. Lisa õli ja küpseta 20 sekundit. Kui taimer peatub, eemaldage keedetud krevetid ja pange kaussi. Kaunista sibulaga. Serveeri riisiga.

Tai puuviljased krevetid

Ettevalmistus + küpsetusaeg: 25 minutit | Portsjonid: 4

Koostisained

2 naela krevette, kooritud ja puhastatud

4 tükki kooritud ja tükeldatud papaiat

2 šalottsibulat, viilutatud

¾ tassi kirsstomateid, poolitatud

2 spl basiilikut, hakitud

¼ tassi kuivatatud röstitud maapähkleid

tai kaste

¼ tassi sidrunimahla

6 supilusikatäit suhkrut

5 supilusikatäit kalakastet

4 küüslauguküünt

4 väikest punast paprikat

juhiseid

Valmistage bain marie ja asetage Sous Vide sellesse. Seadke temperatuur 135 F. Asetage krevetid vaakumiga suletavasse kotti. Vabastage õhk veeväljasurve meetodil, sulgege ja kastke kott veevanni. Küpseta 15 minutit. Sega kausis sidrunimahl, kalakaste ja suhkur korralikult läbi. Püreesta küüslauk ja paprika. Lisa maitseainesegule.

Kui taimer peatub, eemaldage krevetid kotist ja pange kaussi. Lisa papaia, Tai basiilik, sibulad, tomatid ja maapähklid. Glasuur kastmega.

Dublini stiilis sidrunkrevettide roog

Valmistamine + küpsetusaeg: 1 tund ja 15 minutit | Portsjonid: 4

Koostisained

4 supilusikatäit võid

2 supilusikatäit sidrunimahla

2 värsket küüslauguküünt, hakitud

1 tl värsket laimikoort

Sool ja must pipar maitse järgi

1 nael jumbo krevetid, kooritud ja soontega

½ tassi panko jahu

1 spl värsket peterselli, hakitud

juhiseid

Valmistage bain marie ja asetage Sous Vide sellesse. Seadke 135 F.

Kuumuta pannil keskmisel kuumusel 3 supilusikatäit võid ja lisa sidrunimahl, sool, pipar, küüslauk ja koor. Lase 5 minutit jahtuda. Aseta krevetid ja segu vaakumiga suletud kotti. Vabastage õhk veeväljasurve meetodil, sulgege ja kastke kott veevanni. Küpseta 30 minutit.

Samal ajal kuumuta keskmisel kastrulis või ja rösti panko jahu. Kui taimer peatub, eemaldage krevetid ja pange kõrgel kuumusel kuumale pannile ning küpsetage koos toidumahlaga. Serveeri 4 supikaussi ja raputa peale riivsaia.

Mahlased kammkarbid pipra ja küüslaugukastmega

Ettevalmistus + küpsetusaeg: 75 minutit | Portsjonid: 2

Koostisained

2 supilusikatäit kollast karrit
1 lusikas tomatipastat
½ tassi kookoskoort
1 tl küüslaugukastet
1 spl sidrunimahla
6 kammkarpi
Serveerimiseks keedetud pruun riis
värske koriander, hakitud

juhiseid

Valmistage bain marie ja asetage Sous Vide sellesse. Seadke see väärtusele 134 F.

Sega omavahel kookoskoor, tomatipasta, karripulber, laimimahl ja tšilli küüslaugukaste. Asetage segu koos kammkarpidega vaakumiga suletud kotti. Vabastage õhk veeväljasurve meetodil, sulgege ja kastke kott veevanni. Küpseta 60 minutit.

Kui taimer peatub, eemaldage kott ja kandke taldrikule. Serveeri pruuni riisi ja tõsta peale kammkarpe. Kaunista koriandriga.

Karri krevetid nuudlitega

Ettevalmistus + küpsetusaeg: 25 minutit | Portsjonid: 2

Koostisained

1 nael krevette, sabaga
8 untsi vermikelli nuudleid, keedetud ja nõrutatud
1 tl riisiveini
1 lusikas karripulbrit
1 supilusikatäis sojakastet
1 roheline sibul, viilutatud
2 supilusikatäit taimeõli

juhiseid

Valmistage bain marie ja asetage Sous Vide sellesse. Seadke 149 F. Asetage krevetid vaakumiga suletavasse kotti. Vabastage õhk veeväljasurve meetodil, sulgege ja kastke kott veevanni. Küpseta 15 minutit.

Kuumuta pannil õli keskmisel kuumusel ning lisa riisivein, karri ja sojakaste. Sega hästi ja lisa makaronid. Kui taimer peatub, eemaldage krevetid ja pange pasta segusse. Kaunista rohelise sibulaga.

Kreemjas tursk peterselliga

Ettevalmistus + küpsetusaeg: 40 minutit | Portsjonid: 6

Koostisained

<u>tursa jaoks</u>

6 tursafileed

soola maitse järgi

1 lusikatäis oliiviõli

3 oksa värsket peterselli

<u>Kastme jaoks</u>

1 tass valget veini

1 tass pool ja pool koort

1 peeneks hakitud valge sibul

2 spl tilli, hakitud

2 tl musta pipart

juhiseid

Valmistage bain marie ja asetage Sous Vide sellesse. Seadke see 148 F.

Asetage maitsestatud tursafileed vaakumiga suletud kottidesse. Lisa oliiviõli ja petersell. Vabastage õhk veeväljasurve meetodil, sulgege ja kastke kott veevanni. Küpseta 30 minutit.

Kuumuta pann keskmisel kuumusel, lisa vein, sibul, must pipar ja küpseta, kuni see on vähenenud. Sega pool ja pool koort kuni paksenemiseni. Kui taimer peatub, asetage kala ja niristake kastmega.

Prantsuse pott Rillettes lõhega

Valmistamine + küpsetusaeg: 2 tundi ja 30 minutit | Portsjonid: 2

Koostisained

½ naela lõhefileed, nahk eemaldatud

1 tl meresoola

6 supilusikatäit võid

1 hakitud sibul

1 küüslauguküüs, hakitud

1 spl sidrunimahla

juhiseid

Valmistage bain marie ja asetage Sous Vide sellesse. Seadke temperatuur 130 F. Asetage lõhe, soolata või, meresool, küüslauguküüned, sibul ja sidrunimahl vaakumiga suletavasse kotti. Vabastage õhk veeväljasurve meetodil, sulgege ja kastke kott veevanni. Küpseta 20 minutit.

Kui taimer peatub, eemaldage lõhe ja viige see 8 väikesesse kaussi. Maitsesta keedumahladega. Lase 2 tundi külmkapis jahtuda. Serveeri röstitud saiaviiludega.

Salvei lõhe kookose kartulipüreega

Valmistamine + küpsetusaeg: 1 tund ja 30 minutit | Portsjonid: 2

Koostisained

2 lõhefileed nahaga
2 supilusikatäit oliiviõli
2 oksa salvei
4 küüslauguküünt
3 kooritud ja tükeldatud kartulit
¼ tassi kookospiima
1 hunnik vikerkaare mangoldit
1 lusikatäis riivitud ingverit
1 supilusikatäis sojakastet
meresool maitse järgi

juhiseid

Valmistage bain marie ja asetage Sous Vide sellesse. Seadke temperatuur 122 F. Asetage lõhe, salvei, küüslauk ja oliiviõli vaakumiga suletavasse kotti. Vabastage õhk veeväljasurve meetodil, sulgege ja kastke kott veevanni. Küpseta 1 tund.

Kuumuta ahi temperatuurini 375 F. Pintselda kartulid õliga ja küpseta 45 minutit. Tõsta kartulid blenderisse ja lisa kookospiim. Maitsesta soola ja pipraga. Vahusta 3 minutit, kuni see on ühtlane.

Kuumuta pannil õli keskmisel kuumusel ning lisa ingver, mangold ja sojakaste.

Kui taimer peatub, eemaldage lõhe ja asetage see kuumale pannile. Prae 2 minutit. Tõsta taldrikule, lisa kartulipuder ja serveerimiseks lisa söe.

Tilli beebi kaheksajala kauss

Ettevalmistus + küpsetusaeg: 60 minutit | Portsjonid: 4

Koostisained

1 kilo kaaluv kaheksajalg
1 lusikatäis oliiviõli
1 spl värskelt pressitud sidrunimahla
Sool ja must pipar maitse järgi
1 spl tilli

juhiseid

Valmistage bain marie ja asetage Sous Vide sellesse. Seadke temperatuur 134 F. Asetage kaheksajalg vaakumiga suletud kotti. Vabastage õhk veeväljasurve meetodil, sulgege ja kastke kott veevanni. Küpseta 50 minutit. Kui taimer peatub, eemaldage kaheksajalg ja kuivatage. Sega kaheksajalg vähese oliiviõli ja sidrunimahlaga. Maitsesta soola, pipra ja tilliga.

Soolalõhe Hollandi kastmega

Valmistamine + küpsetusaeg: 1 tund ja 50 minutit | Portsjonid: 4

ıKoostisained

4 lõhefileed
soola maitse järgi

<u>Hollandi kaste</u>
4 supilusikatäit võid
1 munakollane
1 lusikatäis sidrunimahla
1 tl vett
½ šalottsibul kuubikuteks
Näputäis paprikat

juhiseid

Maitsesta lõhe soolaga. Lase 30 minutit jahtuda. Valmistage bain marie ja asetage Sous Vide sellesse. Seadke temperatuur 148 F. Asetage kõik kastme koostisosad vaakumiga suletavasse kotti. Vabastage õhk veeväljasurve meetodil, sulgege ja kastke kott veevanni. Küpseta 45 minutit.

Kui taimer peatub, eemaldage kott. Pange see kõrvale. Langetage sous vide temperatuur 120 F-ni ja asetage lõhe vaakumkinnitusega kotti. Vabastage õhk veeväljasurve meetodil, sulgege ja kastke kott veevanni. Küpseta 30 minutit. Tõsta kaste blenderisse ja blenderda helekollaseks. Kui taimer peatub, eemaldage lõhe ja kuivatage. Serveeri kastmega üle valatult.

www.ingramcontent.com/pod-product-compliance
Lightning Source LLC
Chambersburg PA
CBHW050351120526
44590CB00015B/1653